栄養食事療法シリーズ ⑤

ビタミン・ミネラル・水コントロールの栄養食事療法

貧　血
骨粗鬆症
下痢，便秘
ビタミン欠乏症
感染症，白血病

建帛社
KENPAKUSHA

編者

渡邉 早苗（わたなべ さなえ）	女子栄養大学教授
寺本 房子（てらもと ふさこ）	川崎医療福祉大学教授
田中 明（たなか あきら）	女子栄養大学教授
工藤 秀機（くどう ひでき）	文京学院大学教授
柳沢 幸江（やなぎさわ ゆきえ）	和洋女子大学教授
松田 康子（まつだ やすこ）	女子栄養大学准教授
高橋 啓子（たかはし けいこ）	四国大学教授

刊行にあたって

　科学の進歩・発展がもたらす影響は，人々の生活をより便利に，より効率良い方向へと向かわせ，平均寿命は延び続けています。"健康で長生き"は誰しもの願いであり，生活と健康の質に多くの人たちが関心を持っています。

　現在，生活習慣病の予防が国民的課題となり，メタボリックシンドロームの予防を目的とした特定健康診査及び特定保健指導（平成20年4月）が始まりました。

　21世紀は高齢社会と少子化時代を迎えて，要介護高齢者や生活習慣病者の増加をはじめ，医療制度の改革や食環境の変化の中で，健康の維持・増進には一人ひとりが確かな知識とスキルを身に付けていなければなりません。食事に関するマネジメントやケアは高齢者や傷病者にとってはQOLの向上のための支援であり，そのためには健康と病気の関わり，食べ物や調理についての正しい認識を持ち，これらを食生活に展開する能力（実践力）が必要です。

　近年では，メディアを通じてさまざまな情報が流れ，例えば特定の食品やサプリメント，ダイエット法などの効果が誇大に取り上げられています。地球環境の温暖化の問題やスローライフなどの生活スタイルへの回帰を考えると，従来の食材料をバランスよく組み合わせ，さらにそれらを調理し，食事に整えるテクニックを誰もが持つことが望まれます。

　日本人の40歳〜50歳代の三大死因は悪性新生物（がん），心疾患，脳血管疾患です。中高年は肥満，糖尿病，脂質異常症，高尿酸血症など，何らかの疾病を抱えており，これらの疾病は食生活との関わりが大きいといえます。

　本シリーズは，身近な疾病とライフステージで見られる特徴的な疾病を取り上げ，その概要と栄養食事療法についての考え方，さらに個々人に適した食事計画が自分でできるようになるために必要な学習内容を盛り込み，加えて料理のバリエーションごとに，栄養量や調理法のポイントが学べるようになっています。家庭において利用できるばかりでなく，管理栄養士・栄養士養成施設に学ぶ学生の教科書，参考書としても大いに役立つものです。

　本シリーズは，建帛社創立50周年記念出版として企画されました。それにふさわしい充実した内容にまとめることができたと思っています。より多くの人々に使用されることを願いつつ，今後も諸氏のご批判を頂きながら，さらに使いやすい書にしたいと願っています。

平成21年1月

編者一同

「栄養食事療法シリーズ」の構成と特徴

　本シリーズは，栄養食事療法を実践する方々，栄養食事療法について学んでいる学生，現在臨床の場で実践中の管理栄養士・栄養士の方々に，さまざまな身体状況（病態）を考慮し，ライフスタイルや嗜好にあわせた治療食の食事計画ができるスキルが身に付くことを目的として編集しました。

本シリーズの構成

　栄養食事療法は１品，１食で成り立つものではなく，また，１日限り実践すればよいというものではありません。日々の積み重ねと長期に継続していくものです。そこで，本シリーズでは，栄養食事療法を継続するうえで必要となる病気の知識，栄養食事療法の知識および実践応用に必要なモデル献立の３つの章に分け，それぞれの疾患ごとにまとめてあります。

　病気の解説は医師によりわかりやすく書かれています。栄養食事療法の解説と食事計画：献立例は臨床に携わっている管理栄養士によってすぐに実践・応用できるよう記載されています。献立はすべてカラー写真で示し，料理名，材料と分量，作り方，栄養素量が示されています。さらに栄養食事療法や献立作成に役立つワンポイントメモを随所に掲載しました。

本シリーズ各疾患ごとの構成

病気の解説	疾患の概要，検査と診断，治療
栄養食事療法の解説	栄養食事療法の考え方，栄養基準，栄養食事療法の進め方，食事計画（献立）の立て方，栄養教育
食事計画：献立例	１日のモデル献立（１〜７日） 組み合わせて使用する料理例（単品メニュー） 主食，汁，主菜（魚，肉，大豆，卵・乳類），副菜（緑黄色野菜，淡色野菜，海藻・きのこ，いも類），デザート・間食

モデル献立と単品メニューの活用

　本シリーズの最大の特徴は，１日のモデル献立の主菜や副菜がそのほかの料理と自由に交換ができるように考えて，主食，汁，主菜，副菜，デザート・間食に分けた単品メニューを掲載してあることです。１日のモデル献立写真の見開きページに，その献立のポイントとともに組合せ献立例を*variation*としてあげました。嗜好，家族構成（環境），地域性などのライフスタイルに合わせて変更・調整してください。さらに，それら組合せ料理例のレシピと料理写真のページには，栄養食事療法実践に必要な調理のポイントやさまざまな食品の特徴などについてのワンポイントアドバイスを１品ずつに掲載しています。これらをヒントに，入れ替えや組み合わせによりメニューの幅がぐっと広がることを期待しています。　　（*variation*については，本シリーズに掲載していない料理などもあります。）

　なお，索引ページに各巻のすべての献立名を掲載しました。献立名での検索に役立ててください。

栄養バランスの確認

　1日のモデル献立では，糖尿病，腎臓病については栄養食事療法で用いられている食品交換表での単位数を掲載しました。そのほかの疾患では，栄養バランスが一目でわかるように「食事バランスガイド」で用いられているコマを掲載して，1日分の献立の栄養バランスを示しました。たんぱく質や脂質の制限がある疾患では，コマバランスが悪い日もあると思いますが，逆に，これはその疾患の栄養食事療法のポイントと考えてください。

全巻セット付録：
栄養計算 CD-ROM

　献立の栄養量は，栄養計算ソフト「エクセル栄養君 ver4.5」（建帛社発行）を用いて計算し，10冊の全献立を1枚のCD-ROMに収め，全巻セットに組み入れました。「エクセル栄養君ver4.5」を事前に準備すれば，セット付録のCD-ROMを「エクセル栄養君」にアドインして，栄養量の再調整が可能となります。このテクニックを利用して，管理栄養士・栄養士養成施設に学ぶ方々は，各疾患の栄養食事療法についての考え方と疾患の理解，食事計画のスキルアップをするための学習教材として活用してください。また，ご家庭においては，季節の食品やその日の食材に自由に置き換え，栄養量の確認ができます。献立のバリエーションを増やす一助としてください。（詳しい使い方は，CD-ROMに添付してある資料を参照してください。）
＊CD-ROMは，全巻セット販売にのみ付いています。CD-ROMのみの別売はございません。

献立・料理の栄養計算，PFC比，食事バランスガイドの算出方法について

1. 献立・料理の栄養計算は，五訂増補日本食品標準成分表（以下五訂増補食品成分表）に基づき，建帛社「エクセル栄養君 Ver4.5」で栄養計算をしている（小数点以下の四捨五入により「1日の栄養量」の合計値が朝・昼・夕・間食の合計値に一致しない場合がある）。この成分表に収載されていない食品は代替食品を使用するか，公表されている参考値をエクセル栄養君Ver4.5にユーザー登録して栄養計算を行った（ユーザー登録をして栄養計算をしている食品は，10巻セット付録のCD-ROM内のユーザー食品登録ファイル参照）。これらの成分値は，五訂増補食品成分表に収載されている栄養素のすべてが収載されていないので，栄養計算時には登録されていない栄養素は「0」として計算されている。

2. 献立例のPFC比（エネルギー％）の計算は次の式によって計算している。
　P比（エネルギー％）＝たんぱく質（g）×4（kcal）／総エネルギー（kcal）×100
　F比（エネルギー％）＝脂質（g）×9（kcal）／総エネルギー（kcal）×100
　C比（エネルギー％）＝100－（Pエネルギー％＋Fエネルギー％）

3. 食事バランスガイドの「つ（SV）」は次の値によって計算（小数第1位を四捨五入）している。
　主食＝ごはん，パン，めん類等の炭水化物40gを1つ（SV）　　**副菜**＝野菜，きのこ，いも，海藻，種実の合計重量70gを1つ（SV），野菜ジュースは140gを1つ（SV）　　**主菜**＝肉，魚，卵，大豆等のたんぱく質6gを1つ（SV）　　**牛乳・乳製品**＝牛乳・乳製品のカルシウム100mgを1つ（SV）　　**果物**＝果物の重量100gを1つ（SV），果汁100％ジュースは200gを1つ（SV）

目次

「栄養食事療法シリーズ」の構成と特徴 …………………………………… 5

貧血　11

貧血の医学 …………………………………………………………… 12
Ⅰ. 貧血の概要 ……………………………………………………… 12

Ⅱ. 貧血の検査と診断 ……………………………………………… 12

Ⅲ. 主な貧血の治療 ………………………………………………… 14

栄養食事療法 ………………………………………………………… 15
Ⅰ. 栄養食事療法の考え方 ………………………………………… 15

Ⅱ. 栄養基準（栄養補給）………………………………………… 15

Ⅲ. 栄養食事療法の進め方 ………………………………………… 17

Ⅳ. 食事計画（献立）の立て方 …………………………………… 18

Ⅴ. 栄養教育 ………………………………………………………… 19

食事計画｜献立例：3日分 …………………………………………… 20
献立例1（1,800 kcal）……………………………………………… 20

献立例2（1,900 kcal）……………………………………………… 24

献立例3（2,000 kcal）……………………………………………… 28

組合せ料理例 ………………………………………………………… 32
主食 ………………………………………………………………… 32

主菜 ………………………………………………………………… 33

副菜 ………………………………………………………………… 35

汁 …………………………………………………………………… 36

デザート・間食 …………………………………………………… 36

骨粗鬆症　37

骨粗鬆症の医学 ……………………………………………………… 38
Ⅰ. 骨粗鬆症の概要 ………………………………………………… 38

| Ⅱ. 骨粗鬆症の検査と診断 | 39 |
| Ⅲ. 骨粗鬆症の治療 | 40 |

栄養食事療法　42

Ⅰ. 栄養食事療法の考え方	42
Ⅱ. 栄養基準（栄養補給）	42
Ⅲ. 栄養食事療法の進め方	44
Ⅳ. 食事計画（献立）の立て方	44
Ⅴ. 栄養教育	45

食事計画｜献立例：3日分　46

献立例1（1,800 kcal） 46
献立例2（1,900 kcal） 50
献立例3（1,900 kcal） 54

組合せ料理例　58

主食 58
汁 59
主菜 60
副菜 62
デザート・間食 63
飲み物・その他 64

下痢，便秘　65

下痢，便秘の医学　66

Ⅰ. 下痢，便秘の概念	66
Ⅱ. 下痢，便秘の検査と診断	67
Ⅲ. 下痢，便秘の治療	68

栄養食事療法　70

Ⅰ. 栄養食事療法の考え方	70
Ⅱ. 栄養基準	70
Ⅲ. 栄養食事療法の進め方	71
Ⅳ. 食事計画（献立）の立て方	73

Ⅴ. 栄養教育 ··· 75

食事計画｜献立例：3日分 ································· 76

献立例 1（1,800 kcal）（弛緩性便秘）··························· 76
献立例 2（1,800 kcal）（けいれん性便秘）······················ 80
献立例 3（1,600 kcal）（下痢）····································· 84

組合せ料理例 ·· 88

主食 ··· 88
汁 ··· 89
主菜 ··· 90
副菜 ··· 91
デザート・間食 ·· 94

ビタミン欠乏症　95

ビタミン欠乏症の医学 ·· 96

Ⅰ. ビタミン欠乏症の概要 ·· 96

栄養食事療法 ·· 100

Ⅰ. 栄養食事療法の考え方 ··· 100
Ⅱ. 栄養基準（栄養補給）·· 101
Ⅲ. 栄養食事療法の進め方 ··· 104
Ⅳ. 食事計画（献立）の立て方 ···································· 104
Ⅴ. 栄養教育 ··· 104

食事計画｜献立例：3日分 ································· 106

献立例 1（2,000 kcal）··· 106
献立例 2（2,000 kcal）··· 110
献立例 3（2,000 kcal）··· 114

組合せ料理例 ·· 118

主食 ··· 118
汁 ··· 119
主菜 ··· 120
副菜 ··· 121
デザート・間食 ·· 123

感染症，白血病　125

感染症，白血病の医学　126
 Ⅰ.感染症，白血病の概要　126

 Ⅱ.感染症，白血病の検査と診断　129

 Ⅲ.感染症，白血病の治療　130

栄養食事療法　132
 Ⅰ.栄養食事療法の考え方　132

 Ⅱ.栄養基準（栄養補給）　133

 Ⅲ.栄養食事療法の進め方　133

 Ⅳ.食事計画（献立）の立て方　134

 Ⅴ.栄養教育　135

食事計画｜献立例：2日分　136
 献立例1（1,600 kcal）（感染症）　136
 献立例2（1,800 kcal）（加熱食）　140

組合せ料理例　144
 主食　144
 汁　145
 主菜　146
 副菜　147
 デザート・間食　148

 料理さくいん　149

貧 血

貧血の医学 —— 12
医師：工藤秀機（文京学院大学）

栄養食事療法 —— 15
管理栄養士：松崎政三（関東学院大学）

食事計画｜献立例 —— 20
管理栄養士：松崎政三（関東学院大学）

組合せ料理例 —— 32
管理栄養士：松崎政三（関東学院大学）

貧血の医学

I. 貧血の概要

① 貧血の定義

貧血とは末梢血中のヘモグロビン濃度が正常値[*1]より低下した状態をいいます。この用語は1つの病態を指すもので，診断名ではありません。

[*1] ヘモグロビン濃度の基準範囲：臨床的にはWHOの基準に従い，成人では男性14 g/dl，女性12 g/dlを正常下限とし，この値以下を貧血とする。

② 貧血の臨床像

ヘモグロビン濃度の低下に伴う臨床症状が現れますが，ヘモグロビン値と臨床症状の重症度とは必ずしも一致しません。慢性に経過する貧血では，ヘモグロビン値が相当程度まで減少しても，症状に乏しいことがよく見受けられるためです。外見からは皮膚，粘膜の蒼白が見られます。また組織の酸素不足からくる労作時の動悸・息切れ，頭痛，耳鳴り，目眩，易疲労といった自覚症が見られます。

③ 貧血の起こる機序

1 出血：出血によりヘモグロビンが相当量体外に失われる場合です。通常は慢性的な持続出血が原因となることが多いです。

2 赤血球の産生低下：骨髄幹細胞の増殖・分化に障害があるもので，代表的な疾患として再生不良性貧血があります。

赤芽球の増殖・成熟に障害がある場合にも貧血が発症しますが，この貧血の代表的疾患に鉄欠乏性貧血や巨赤芽球性貧血があります。

3 赤血球の破壊亢進：赤血球寿命が短縮するために起こる貧血で，自己免疫性溶血性貧血，発作性夜間血色素尿症などが代表的です。

II. 貧血の検査と診断

① 貧血の基本的検査

1 末梢血液検査（赤血球数，ヘモグロビン値，ヘマトクリット値，白血球数，白血球分類，血小板数，網赤血球数，赤血球指数）

赤血球指数（平均赤血球容積）MCV[*2] (fl) = [Ht (%) × 10] / RBC ($10^6/\mu l$)

2 検尿（たんぱく，糖，ウロビリノーゲン，潜血，尿沈渣）

3 検便（潜血反応）

4 血液生化学（総たんぱく，アルブミン，総ビリルビン，間接型ビリル

[*2]
MCV < 85：小球性
85 ≦ MCV ≦ 95：正球性
MCV > 95：大球性

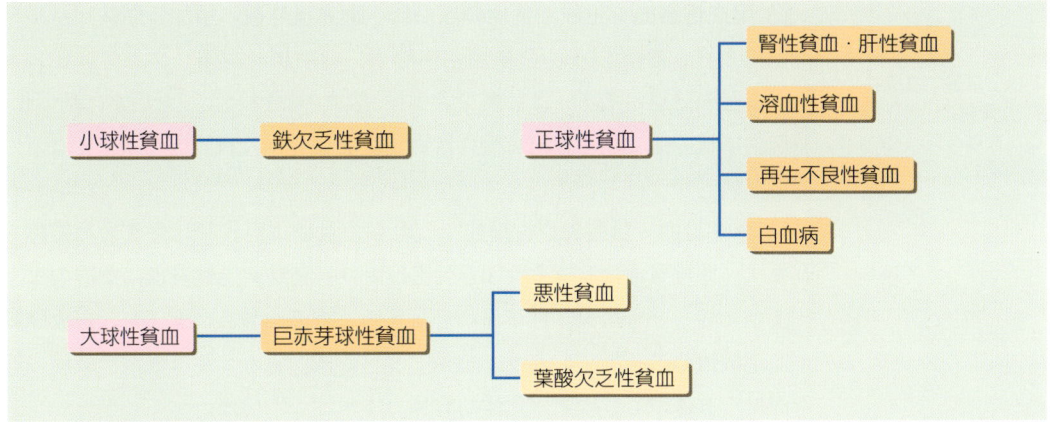

図1　赤血球指数による貧血の分類

ビン，AST，ALT，LDH，ALP，γ GTP，BUN，クレアチニン，血糖，総コレステロール，尿酸，Ca，P，K，Na，コリンエステラーゼ，アミラーゼ）

❷ 末梢血液検査結果の読み方

1 赤血球指数による貧血の分類（図1）
① 小球性貧血を呈する主な疾患：鉄欠乏性貧血，鉄芽球性貧血
② 正球性貧血を呈する主な疾患：再生不良性貧血，溶血性貧血，2次性貧血
③ 大球性貧血を呈する主な疾患：悪性貧血，葉酸欠乏性貧血

2 末梢血液像の解釈
① 幼若白血球・赤芽球が出現する場合：白血病，類白血病反応
② 小型球状赤血球が出現する場合：遺伝性球状赤血球症，自己免疫性溶血性貧血
③ 分裂赤血球，破砕赤血球が出現する場合：DIC（播種性血管内凝固症候群）

❸ 貧血の診断

1 鉄欠乏性貧血：小球性貧血，血清鉄低値，総鉄結合能上昇，フェリチン値低下があれば，診断がつきます。

2 鉄芽球性貧血：小球性貧血，血清鉄上昇，総鉄結合能が正常もしくは低下，フェリチン値上昇が特徴的所見です。

3 再生不良性貧血：正球性貧血のほか，白血球数減少，血小板数減少，網赤血球数減少が特徴的ですが，これらの所見は白血病などとも類似するため，末梢血液像と骨髄検査の結果を見て，幼若白血球の異常出現がないことを確認する必要があります。

❹ 溶血性貧血：正球性貧血のほかに，網赤血球数の増加，間接ビリルビン値の上昇，血清LDH（乳酸脱水素酵素）の増加，血清ハプトグロビン*3 低下などの所見がそろえば診断できます。溶血の原因となった病態に基づき，遺伝性球状赤血球症や自己免疫性溶血性貧血，発作性夜間血色素尿症などの詳細な病名がつけられています。

*3 ハプトグロビンとは，肝臓で合成され血清中に分泌されるたんぱく質。

❺ 悪性貧血・葉酸欠乏性貧血：これらの貧血は巨赤芽球性貧血と総称されます。悪性貧血はビタミンB_{12}欠乏により，葉酸欠乏性貧血は葉酸の欠乏により発症しともに大球性貧血を呈します。網赤血球数は低下し，白血球数や血小板数も若干低下します。血清ビタミンB_{12}値もしくは血清葉酸値の低下が見られるので，診断が比較的容易です。

❻ 急性白血病：末梢血液検査は再生不良性貧血と同様の所見を呈しますが，末梢血液像と骨髄検査で幼若白血球（白血病細胞）の異常出現が認められますので，再生不良性貧血と区別できます。

Ⅲ. 主な貧血の治療

❶ 鉄欠乏性貧血

鉄欠乏をきたす原因が明らかな場合は，これを取り除く必要があります。よくある基礎疾患に，消化管疾患，痔疾患，泌尿生殖器疾患，寄生虫による出血があります。鉄摂取不足，吸収障害も貧血の原因になりえます。鉄欠乏性貧血そのものに対する治療は鉄剤の内服が原則です。1日100 mgの経口鉄剤を内服します。初期の貧血の程度にもよりますが，約3～6月間内服を続けることになります。その後，ヘモグロビン値が正常化し，血清フェリチンが基準範囲に戻れば治療を中止します。鉄剤の吸収が悪かったり，消化器症状が強く経口鉄剤が飲めない場合は，静脈注射など鉄剤の非経口投与が行われます。

❷ 巨赤芽球性貧血

*4 キャッスル内因子。ビタミンB_{12}吸収に必要な胃液中のビタミンB_{12}結合たんぱく質。

悪性貧血のように，胃内因子*4が欠如している場合は，経口的ビタミンB_{12}の投与は無効です。したがって，ビタミンB_{12}の筋肉内注射を継続して行う必要があります。治療によりヘモグロビン値が基準範囲に回復しても，月1回程度のビタミンB_{12}の定期的補充が生涯にわたり続けられます。一方，葉酸欠乏症では，経口的に葉酸製剤の内服を続けることにより，数週間でヘモグロビン値が基準範囲に回復します。改善後は，葉酸の治療はいったん中止されます。

栄養食事療法

I. 栄養食事療法の考え方

❶ 栄養食事療法の目的と考え方

　貧血には鉄欠乏性貧血，巨赤芽球性貧血，溶血性貧血，再生不良性貧血などがありますが，栄養食事療法が有効な疾患は，鉄欠乏性貧血やビタミンB_{12}欠乏や葉酸欠乏による巨赤芽球性貧血です。

　栄養食事療法は軽症の鉄欠乏性貧血のために，経口鉄剤の使用ができない場合や，経口鉄剤の服用と栄養食事療法により，原疾患の治療を行う目的で行われます。また，鉄欠乏性貧血の再発を予防する意味で有効です。栄養食事療法は造血と造血機能を高めることを原則として，高たんぱく質食としてエネルギーとビタミンCを十分にとります。その他の栄養素については，食事摂取基準を満たしたバランスのよい食事とします。鉄の摂取は食事摂取基準を目標として，症状に応じて増量します。

II. 栄養基準（栄養補給）

　「日本人の食事摂取基準」を参考にして，栄養バランスを整え，不足している鉄やビタミンB_{12}，葉酸を強化します。

エネルギー（kcal）	たんぱく質（g）	脂質（g）	鉄（mg）	葉酸（μg）	ビタミンB_{12}（μg）
1,800～2,000	75～80	55～60	男7.5 女10.5 （妊婦19.5） （授乳婦9.0）	240（上限量1,000） （妊婦440） （授乳婦340）	2.4 （妊婦・授乳婦2.8）

＊鉄，葉酸，ビタミンB_{12}は，「日本人の食事摂取基準2005年版」の推奨量。これ以上の摂取を目指す。
　葉酸上限量はプテロイルモノグルタミン酸としての量（通常の食品以外からの摂取量）。

❶ 鉄欠乏性貧血

　1 栄養基準は「日本人の食事摂取基準」に準じますが，症状に応じてエネルギー，たんぱく質，ビタミンCを増量します。
　2 鉄の摂取量は食事摂取基準を目標としますが，症状により増量します。

❷ 巨赤芽球性貧血

　1 栄養基準は「日本人の食事摂取基準」に準じます。
　2 成人の場合，ビタミンB_{12}の推奨量は2.4μg/日，葉酸の推奨量は240μg/日です。

表1 鉄欠乏性貧血食の食品構成（鉄20 mgの場合）

食品名	数量（g）	エネルギー（kcal）	たんぱく質（g）	脂質（g）	炭水化物（g）	鉄（mg）
ごはん	380	638	9.5	1.1	141.0	0.4
パン	90	257	8.3	4.7	45.4	0.8
いも類	60	71	1.5	0.9	14.6	0.4
砂糖類	10	31	0.1	0.2	7.4	0
植物油脂	15	129	0	14.0	0.1	0
みそ	12	23	1.5	0.7	2.7	0.5
豆・大豆製品	80	102	8.1	6.4	3.0	1.4
魚類	75	119	15.7	5.5	0.2	1.7
肉類（赤身）	75	123	18.2	4.8	0.2	1.1
卵	50	76	6.2	5.2	0.1	0.9
牛乳	200	134	6.6	7.6	9.6	0
緑黄色野菜	150	44	2.4	0.3	9.3	1.7
その他の野菜	200	46	2.0	0.2	10.8	0.7
果実類	100	52	0.8	0.1	13.4	0.2
調味料	35	32	1.9	0	5.4	0.3
栄養補助食品	125	80	1	0	21.2	5.0
鉄サプリメント	3	11	0	0.1	2.7	6.0
合計		1,968	83.8	51.8	287.1	21.1

奈良信雄，小野寺公枝「鉄欠乏性貧血」，渡辺明治ほか編：今日の病態栄養療法改訂第2版，p.342 原著者改変，（南江堂），2008

表2 鉄を多く含む食品 (mg)

食品名	100gあたり（g）	常用量（g）	常用量あたり（g）	食品名	100gあたり（g）	常用量（g）	常用量あたり（g）
豚肝臓（生）	13.0	60	7.8	はまぐり（生）	2.1	15	0.3
鶏肝臓（生）	9.0	60	5.4	大豆（乾）	9.4	20	1.9
丸干し（まいわし）	4.4	40	1.8	ひじき	55.0	6	3.3
あさり（生）	3.8	15	0.6	こまつな（生）	2.8	60	1.7
あさり水煮缶詰	37.8	20	7.6	ほうれんそう（生）	2.0	60	1.2
かき（貝）（生）	1.9	60	1.1	切干しだいこん	9.7	10	1.0

表3 ビタミンB_{12}を多く含む食品 （μg/100 g）

食品名	100gあたり（g）	常用量（g）	常用量あたり（g）	食品名	100gあたり（g）	常用量（g）	常用量あたり（g）
牛肝臓（生）	52.8	60	31.7	丸干し（まいわし）	29.3	40	11.7
鶏腎臓（生）	44.4	60	26.6	はまぐり（生）	28.4	15	4.3
豚肝臓（生）	25.2	60	15.1	かき（貝）（生）	28.1	60	16.9
田作り	64.5	10	6.5	さんま（生）	17.7	80	14.2
あさり（生）	52.4	15	7.9	にしん（生）	17.4	80	13.9

表4 葉酸を多く含む食品 （μg/100 g）

食品名	100gあたり（g）	常用量（g）	常用量あたり（g）	食品名	100gあたり（g）	常用量（g）	常用量あたり（g）
牛肝臓（生）	1,000	60	600	ブロッコリー（ゆで）	120	50	60
豚肝臓（生）	810	60	486	グリーンアスパラ（ゆで）	180	60	108
鶏肝臓（生）	1,300	60	780	しゅんぎく（ゆで）	100	60	60
こまつな（ゆで）	86	60	52	なばな（ゆで）	190	40	76
ほうれんそう（ゆで）	110	60	66	そらまめ（生・ゆで）	120	20	24

（表2～表4：五訂増補日本食品標準成分表より計算）

Ⅲ. 栄養食事療法の進め方

❶ 栄養アセスメント

■1 鉄欠乏性貧血は，単に鉄不足だけでなく，エネルギー，たんぱく質栄養失調でも多く見られます。このような栄養失調状態を改善することにより，予防や治療が可能になります。特にたんぱく質，鉄に関しては摂取量，血清鉄濃度には注意します。

血清フェリチンは体内の貯蔵鉄を反映し，潜在的鉄欠乏状態を判定するのに優れています。

■2 巨赤芽球性貧血については，食事調査よりビタミン B_{12} と葉酸の摂取量およびビタミン B_{12} や葉酸の血清レベルを調べます。

❷ 栄養食事療法の基本方針

1．鉄欠乏症貧血

鉄欠乏性貧血は，原則として鉄剤療法が有効です。治療食は造血と造血機能を高めることを目的として，高エネルギー，高たんぱく質，鉄を多く含む食品をとり，全身の栄養を高めることを基本方針とします。食事中の鉄分の多くは三価の形で存在し，胃液によって塩化物となり，食物中のビタミンCなどの還元物質によって二価の鉄に還元され吸収されます。したがって，鉄の補給と同時にビタミンCを摂取することが大切です。

2．巨赤芽球性貧血

■1 ビタミン B_{12} 欠乏の主な原因：小腸病変・憩室などで細菌が異常増殖すると，ビタミン B_{12} が細菌に利用されてしまい欠乏状態となります。ビタミン B_{12} は胃からの内因子分泌不全が生じると，体内に吸収されません。胃全摘例では内因子が分泌されないため，ビタミン B_{12} 欠乏が生じます。さらに，食事摂取不足，妊娠などによる需要増大となるためにビタミン B_{12} の摂取を増加させます。また，ビタミン B_{12} は体内で合成できません。そこで，ビタミン B_{12} が結合しているたんぱく質の十分な摂取が重要になります。

■2 葉酸欠乏の主な原因：フェニトインやフェノバルビタールの長期投与により，葉酸吸収阻害が原因の葉酸欠乏の報告もあります。また，イソニアジド投与でも葉酸欠乏が生じます。妊娠や血液疾患などによる需要の増大で欠乏します。アルコール依存症や認知症などでも食事摂取量が不足すると欠乏します。また，葉酸は補酵素として作用し，プリン体合成，ピリミジン合成，アミノ酸代謝に関与しており，摂取不足により欠乏しやすく，葉酸の摂取量で増加させる必要性があります。

3．その他の注意点

① ダイエットの防止とやせの解消を図り，標準体重を維持します。

② 胃粘膜を刺激し胃酸の分泌を亢進し，鉄の吸収をよくするために，酸，柑橘類，香辛料を適量使います。

③ 鉄はタンニンと結合するとタンニン鉄となり，水に溶けず吸収が悪くなるため，食事前後のコーヒー，紅茶，緑茶は控えます。

Ⅳ. 食事計画（献立）の立て方

❶ 鉄欠乏症貧血

1．適した食品

① 鉄を多く含む食品：レバー，肉，魚などは吸収のよいヘム鉄を多く含んでいますので，これらの動物性食品からの補充に留意します。

② ビタミンCを多く含む食品：ビタミンCは非ヘム鉄を吸収されやすい二価鉄に変える働きがあます。野菜，果物，いも類などビタミンCを多く含む食品を摂取します。

③ 肉類，魚類など：動物性たんぱく質にはシステインなど還元作用のあるアミノ酸を含み，三価鉄を二価鉄に還元し吸収しやすくします。

④ 酸味の強い食品：胃酸の分泌を高めるため，柑橘類，酢の物，梅干しなど酸味の強い食品を摂取します。

⑤ 特殊食品：鉄を添加した飲料水，菓子などの鉄強化食品を利用します。

2．適さない食品

① コーヒー，紅茶，緑茶などはタンニンを多く含み，タンニンは鉄と結合して鉄の吸収を妨げるので食事の前後には控えます。また，インスタント食品や加工食品に含まれる炭酸塩，シュウ酸塩，リン酸塩，カルシウム塩などの食品添加物も鉄吸収阻害物質として作用します。

❷ 巨赤芽球性貧血

1．適した食品

① ビタミンB_{12}は動物性食品に含まれ植物性食品には含まれないために，極端な菜食者には不足が見られます。レバー，魚介類を摂取します。葉酸はレバー，ほうれんそう，ブロッコリーなどの野菜に多く含まれます。

② 非ヘム鉄を多く含む豆腐，野菜類，海藻類などは，鉄含有量が多い動物性食品（肉，魚，卵など）と組合せます。

③ 葉酸は加熱処理で酸化破壊されやすく，また，水に抽出されやすいの

で，生食できるものは生食とし，また加熱処理では加熱し過ぎないことです。

V. 栄養教育

❶ 基本的な考え方

1. 鉄欠乏症貧血

鉄欠乏性貧血は，急激に成長する思春期ややせの人，妊婦，不要なダイエットをしている人などに多くみられ，相対的・絶対的な食事摂取量不足の人に，鉄摂取不足傾向が見られます。誤った食生活や食習慣を改善することが栄養教育の目的となります。

2. 巨赤芽球性貧血

胃全摘術後や妊婦，アルコール多飲常習者でみられます。

巨赤芽球性貧血は，欠乏しているビタミンB_{12}，葉酸の補給だけにとらわれずに，栄養バランスのよい食事として，全身の栄養状態の回復を図ることを大切にした栄養教育とします。

❷ 栄養教育のポイント

1 貧血の場合，自覚症状が少なく動機づけが難しい場合がありますが，疲れやすい，無理がきかないなどの不定愁訴と貧血の関係について，また，進展した場合の弊害などについて十分説明し理解を促すことが重要です。

2 貧血は，やせの人や極端なダイエットを行っている人に多く，こうした人は全体的に食事摂取量が少なく，種々の栄養素が不足していますので，まずは食事量の改善により体重を増やすように指導します。体重の増加によりヘモグロビン濃度が回復することも多いです。

3 胃全摘，胃粘膜の萎縮などが原因となっている場合は，少量で必要な栄養量が満たされるような献立，料理法を指導します。

4 極端な菜食主義者などには動物性食品の必要性を理解させ，食生活を改善させます。

5 鉄の吸収をよくするため，胃酸の十分な分泌が必要です。早食いはやめてゆっくり十分に咀嚼するように指導します。

6 コーヒー，紅茶，緑茶などは，タンニンが含まれ鉄の吸収を阻害するために，食事中や前後の大量摂取は避けるようにします。また，インスタント食品，加工食品のとり過ぎには注意します。

7 必要量を満たすバランスの取れた食事とし，たんぱく質，鉄，ビタミンC，ビタミンB_{12}，葉酸を十分摂取するよう指導します。

食事計画 ｜ 献立例 1　　　1,800 kcal

朝, 昼, 夕各食に1品ずつ, 鉄含有量の多い食品を使用しました

朝

献　立	1人分材料・分量（目安量）	作り方
トースト 主食	食パン 90 g マーガリン 10 g	① 食パンはトーストしてマーガリンを塗る。
ほうれんそう のたまごとじ 主菜	卵 50 g ほうれんそう 80 g なたね油 3 g 塩 0.5 g こしょう（少々）	① ほうれんそうは水洗いし、ゆで3～4cmに切る。 ② フライパンに油を熱して①と卵を入れて塩、こしょうで調味しとじる。
鉄強化牛乳 飲み物	鉄強化牛乳 200 g	
グレープ フルーツ デザート	グレープフルーツ 100 g	① グレープフルーツを水洗いし，1/8に切り3個盛りつける。

昼

献　立	1人分材料・分量（目安量）	作り方
あさりの 炊き込み ごはん 主食	米 90 g 水 135 g むき身あさり 30 g 油揚げ 5 g 乾しいたけ 0.5 g にんじん 10 g ごぼう 10 g たけのこ 10 g 砂糖 1 g うすくちしょうゆ 3 g	① あさりはさっと湯を通す。 ② 油揚げは熱湯をかけ，油抜きをし，細切りする。 ③ 乾しいたけは水でもどし，せん切りする。 ④ にんじん，ごぼう，たけのこは形をそろえてせん切りする。 ⑤ 米を研ぎ①～④の具と調味料を入れて分量の水で炊く。
なめこの みそ汁 汁	みそ 12 g なめこ 15 g 長ねぎ 10 g だし汁 150 g	① だし汁になめこを入れて煮立たせる。 ② 煮立ったらみそを溶き入れ，小口に切ったねぎを加える。
まぐろの 照り焼き 主菜	まぐろ 60 g 　みりん 3 g 　砂糖 2 g 　しょうゆ 5 g だいこん 40 g	① 調味料を混ぜ，まぐろを20～30分漬け込み，オーブンで焼く。 ② だいこんはおろす。 ③ ①②を盛りつける。
こまつなの じゃこ和え 副菜	こまつな 60 g しらす干し 5 g 焼きのり 0.1 g うすくちしょうゆ 5 g	① しらす干しをさっとフライパンで炒める。 ② こまつなは水洗いし，さっとゆで3～4cmに切る。 ③ ①②をしょうゆを入れて和える。出来上がりにもみのりをのせる。

貧血

献立	1人分材料・分量（目安量）	作り方
夕 ごはん 主食	ごはん 200g	
野菜スープ 汁	キャベツ 40g 生わかめ 10g 生しいたけ 10g 長ねぎ 10g 洋風だし 150g 塩 0.6g	①キャベツは短冊切り，生わかめは一口大，生しいたけは細切り，ねぎは斜め切りにする。 ②①を洋風だしで煮て塩で味を調える。
ハンバーグ ステーキ 主菜	豚肉（ひき肉）30g 牛肉（ひき肉）20g 牛肉（レバー）30g たまねぎ 30g 青じそ 1g 卵 10g ホールコーン（缶）30g なたね油 3g にんじん 30g 　バター 3g 　砂糖 3g パセリ 1g	①レバーは血抜きをして，ゆでて，細かく刻む。 ②たまねぎはみじん切りにし，油を引いたフライパンでよく炒める。青じそは5mm角位に切る。 ③①②に豚肉，牛肉を混ぜ，卵を加え，さらにコーンを加えてよく混ぜて，成形する。 ④フライパンに油を熱して③を焼く。 ⑤にんじんはグラッセにする。 ⑥器に④を盛り，⑤とパセリを添える。
じゃがいも きんぴら 副菜	じゃがいも 50g にんじん 20g 砂糖 3g 塩 0.5g なたね油 2g ごま油 1g	①じゃがいも，にんじんは細切りにする。 ②鍋に油を熱し，①を砂糖と塩で味つけして炒め，出来上がりにごま油を入れる。

1日の栄養量

	E (kcal)	P (g)	F (g)	鉄 (mg)	VB$_{12}$ (μg)	葉酸 (μg)	食塩 (g)
朝	579	23.6	24.7	9.1	0.5	233	2.0
昼	510	30.0	4.1	6.0	20.2	146	4.8
夕	719	26.7	19.2	3.3	16.7	397	2.4
計	1,809	80.3	48.0	18.3	37.3	776	9.1

P：F：C　P 17.7　F 23.9　C 58.4　％

食事バランスガイド

「つ」(SV)
主食 1 2 3 4 5 6 7
副菜 1 2 3 4 5 6 7
主菜 1 2 3 4 5 6 7
牛乳・乳製品 3 2 1　1 2 果物

「つ」(SV) とはサービング（食事の提供量の単位）の略

食事計画献立例1

食事計画｜献立例 1　　1,800 kcal

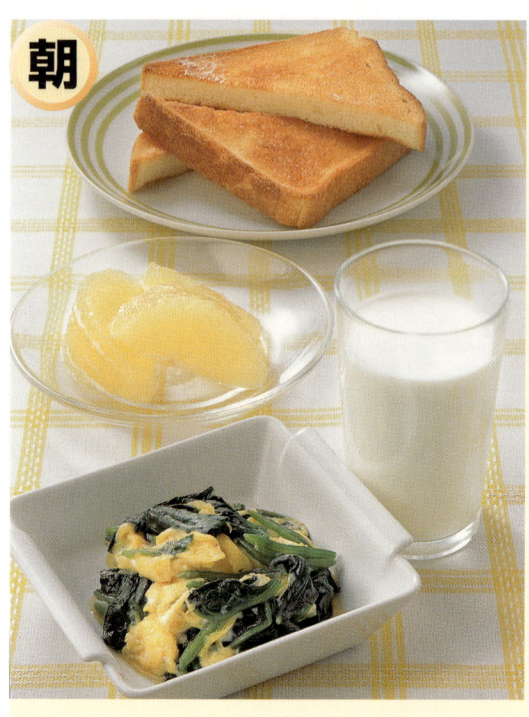

朝

● 鉄の多い葉物を使用して、鉄、食物繊維を確保します

- 主食　トースト
- 主菜　ほうれんそうのたまごとじ
  variation だいこんとこまつなのたまごとじ
- 飲み物　鉄強化牛乳
- デザート　グレープフルーツ

	E (kcal)	P (g)	F (g)	鉄 (mg)	食塩 (g)
トースト	313	8.4	12.1	0.5	1.3
ほうれんそうのたまごとじ	120	7.9	8.5	2.5	0.7
鉄強化牛乳	108	6.4	4.0	6.0	0.0
グレープフルーツ	38	0.9	0.1	0.0	0.0

昼

● あさり、まぐろ、しらす干しを使用して和食にまとめました

- 主食　あさりの炊き込みごはん
  variation かきごはん *p.32*
- 汁　なめこのみそ汁
- 主菜　まぐろの照り焼き
  variation まぐろのみそ焼き
- 副菜　こまつなのじゃこ和え
  variation ひじきの彩りサラダ *p.35*

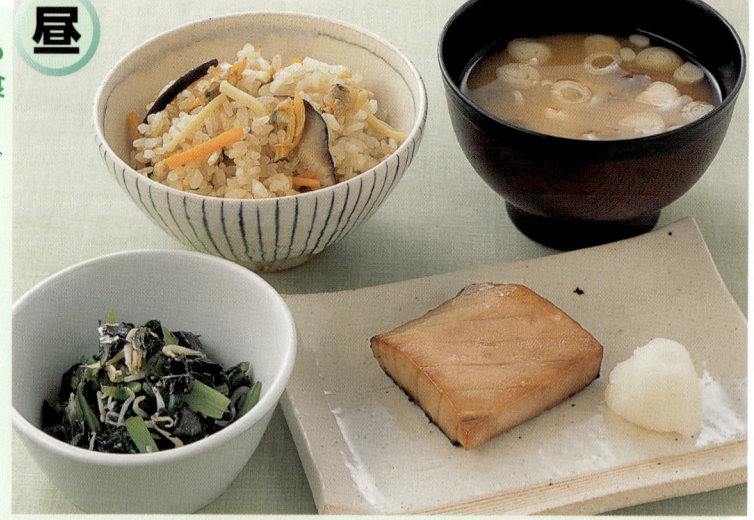

	E(kcal)	P(g)	F(g)	鉄(mg)	食塩(g)
あさりの炊き込みごはん	368	9.1	2.6	2.2	1.2
なめこのみそ汁	33	2.6	0.9	0.6	1.6
まぐろの照り焼き	88	15.1	0.3	1.3	0.9
こまつなのじゃこ和え	22	3.3	0.3	1.8	1.1

貧 血

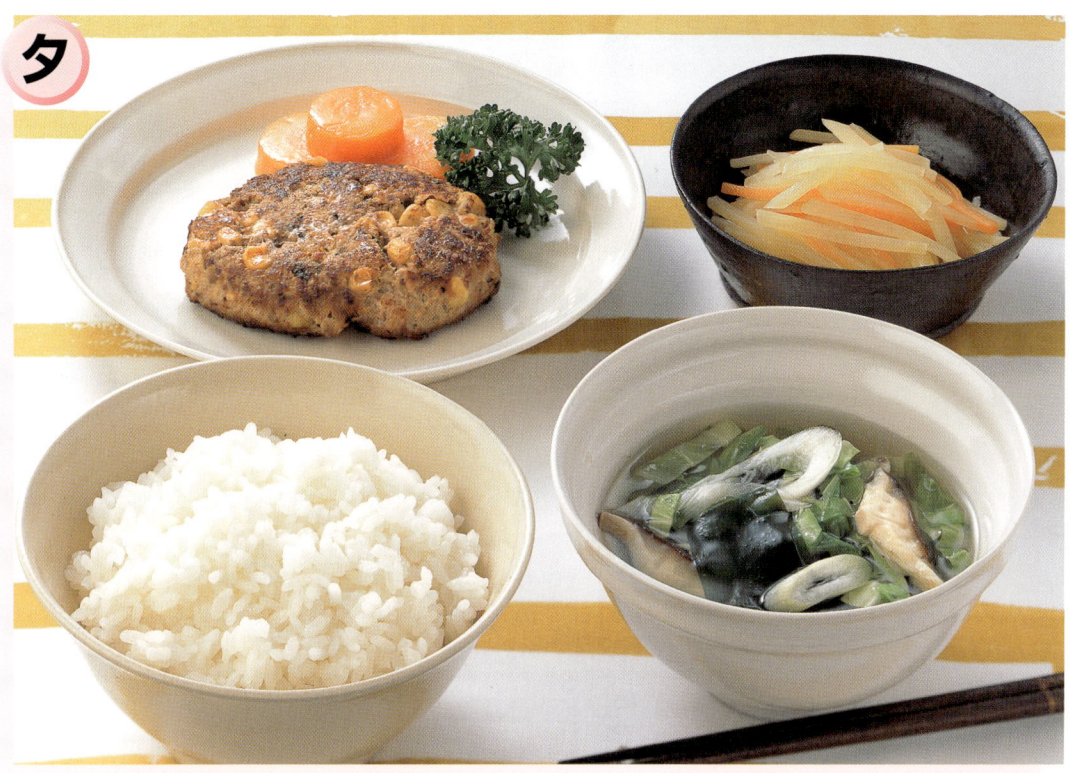

● 鉄含有量の多い肉を使用して。野菜たっぷりで食物繊維を確保できます

	E (kcal)	P (g)	F (g)	鉄 (mg)	食塩 (g)
ごはん	336	5.0	0.6	0.2	0.0
野菜スープ	24	3.0	0.2	0.4	1.5
ハンバーグステーキ	275	17.8	15.3	2.5	0.4
じゃがいもきんぴら	85	0.9	3.1	0.2	0.5

主食 ごはん

汁 野菜スープ
variation はるさめとあさりのスープ p.36

主菜 ハンバーグステーキ
variation 鶏レバーの唐揚げ p.34

副菜 じゃがいもきんぴら
variation ブロッコリーとえびのくず煮 p.35

● 照り焼きの調味料

　照り焼きや幽庵焼きのように漬けだれにつけて調味する場合，調理に使用する調味料の量と，実際口にする量とは異なります。ここで示している調味料の重量は実際に口に入れる量を示しています。
　フライパンで作る照り焼きの場合，使用量の約50〜60％が可食量となりますので，実際に作るときは材料分量より1.5倍程度多くして作ります。

照り焼きの一般的使用量

| しょうゆ | 1.5-2%塩分 |
| 砂糖・みりん | 5-7%糖分 |

または

| しょうゆ | 10-15%重量 |
| みりん | 10-15%重量 |

（みりんを砂糖にする場合はみりんの1/3重量となります。）
酒を加える場合はしょうゆの1/3〜同量程度まで。

食事計画献立例1

食事計画｜献立例 2　　1,900 kcal

朝，夕をしっかりとした食事とし，昼はあっさりとしたパン食に

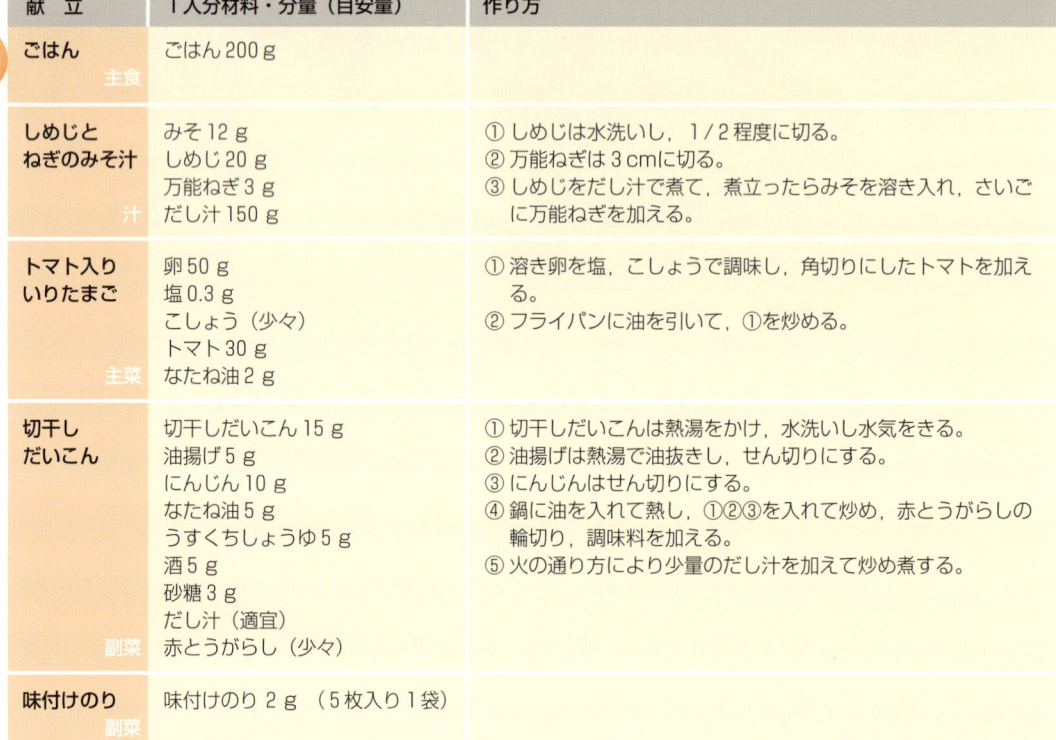

朝

献　立	1人分材料・分量（目安量）	作り方
ごはん　主食	ごはん 200 g	
しめじと ねぎのみそ汁　汁	みそ 12 g しめじ 20 g 万能ねぎ 3 g だし汁 150 g	① しめじは水洗いし，1/2程度に切る。 ② 万能ねぎは 3 cmに切る。 ③ しめじをだし汁で煮て，煮立ったらみそを溶き入れ，さいごに万能ねぎを加える。
トマト入り いりたまご　主菜	卵 50 g 塩 0.3 g こしょう（少々） トマト 30 g なたね油 2 g	① 溶き卵を塩，こしょうで調味し，角切りにしたトマトを加える。 ② フライパンに油を引いて，①を炒める。
切干し だいこん　副菜	切干しだいこん 15 g 油揚げ 5 g にんじん 10 g なたね油 5 g うすくちしょうゆ 5 g 酒 5 g 砂糖 3 g だし汁（適宜） 赤とうがらし（少々）	① 切干しだいこんは熱湯をかけ，水洗いし水気をきる。 ② 油揚げは熱湯で油抜きし，せん切りにする。 ③ にんじんはせん切りにする。 ④ 鍋に油を入れて熱し，①②③を入れて炒め，赤とうがらしの輪切り，調味料を加える。 ⑤ 火の通り方により少量のだし汁を加えて炒め煮する。
味付けのり　副菜	味付けのり 2 g（5枚入り1袋）	

昼

献　立	1人分材料・分量（目安量）	作り方
ライ麦パン　主食	ライ麦ロールパン 70 g（2個）	
コーン ポタージュ　汁	クリームコーン（缶）40 g たまねぎ 40 g 小麦粉 8 g 牛乳 50 g バター 8 g 塩 0.8 g こしょう（少々） パセリ 1 g	① たまねぎはみじん切りにする。 ② 鍋にバターを熱し①を炒め，透き通ってきたら，小麦粉を入れる。コーンクリーム，湯 100 g，牛乳を入れて熱し，塩，こしょうで味を調える。 ③ スープ皿に②を盛り，パセリのみじん切りを散らす。
串かつ 盛り合わせ　主菜	豚肉（レバー）60 g 　赤ワイン 5 g 　塩 0.2 g 　こしょう 0.2 g たまねぎ 40 g なたね油 10 g 小麦粉 8 g カレー粉 0.2 g パン粉 10 g 中濃ソース 10 g ブロッコリー 20 g キャベツ 30 g 青じそ 2 g	① レバーは一口大に切り，水に入れて血抜きをして軟らかく絞り，赤ワイン，塩，こしょうで30分程度漬ける。 ② たまねぎはくし形に切る。 ③ 串を2本用意し①②を串に交互にさす。 ④ 水溶きした小麦粉にカレー粉を入れて③をつけ，パン粉をまぶす。 ⑤ ④を熱した油で揚げる。 ⑥ ゆでたブロッコリーとせん切りにしたキャベツと青じそを盛り合わせ，ソースを添える。

24　貧血

りんご ヨーグルト **デザート**	りんご 100 g ヨーグルト（加糖）100 g	

献 立	1人分材料・分量（目安量）	作り方
夕 ごはん **主食**	ごはん 200 g	
まぐろの やまかけ **主菜**	まぐろ（赤身）60 g ながいも 50 g 焼きのり 0.1 g わさび 1 g しょうゆ 6 g	① まぐろは刺身用を用意し，角切りにする。 ② ながいもは皮をむき，すりおろす。 ③ 器にまぐろを盛り②をかけ，のりのせん切りを散らし，わさびを天盛りしてしょうゆをかける。
いり豆腐 **主菜**	木綿豆腐 100 g ひじき 3 g にんじん 20 g なたね油 3 g グリンピース（冷凍）3 g ごま油 1 g 砂糖 4 g 酒 5 g 塩 1 g	① ひじきはよく洗い，水で戻して水気をきる。 ② ひじきの長さ程度ににんじんを短冊切りにする。 ③ 鍋になたね油を熱して①②を炒め，水きりした豆腐をほぐしながら加え炒め，調味料を加える。最後にごま油，グリンピースを加えて器に盛る。
あさりの からし和え **副菜**	ほうれんそう 60 g むき身あさり 20 g しょうゆ 5 g 洋からし 1 g	① ほうれんそうは水洗いして，ゆで，3〜4cmに切り水をさっときる。 ② むき身あさりは熱湯でさっとゆでる。 ③ ①②を合わせてからししょうゆで和える。

1日の栄養量

	E (kcal)	P (g)	F (g)	鉄 (mg)	VB₁₂ (μg)	葉酸 (μg)	食塩 (g)
朝	602	17.2	15.6	3.7	2.2	104	3.1
昼	761	30.1	23.7	10.1	15.6	618	3.3
夕	606	31.4	9.7	6.4	14.0	170	3.3
計	1,970	78.7	49.0	20.2	31.8	891	9.7

P：F：C　P 16.0　F 22.4　C 61.6　%

食事バランスガイド

「つ」(SV)
主食　1 2 3 4 5 6 7
副菜　1 2 3 4 5 6
主菜　1 2 3 4 5 6 7
牛乳・乳製品 2 1　1 2 果物

「つ」(SV) とはサービング（食事の提供量の単位）の略

食事計画 献立例 2　　1,900 kcal

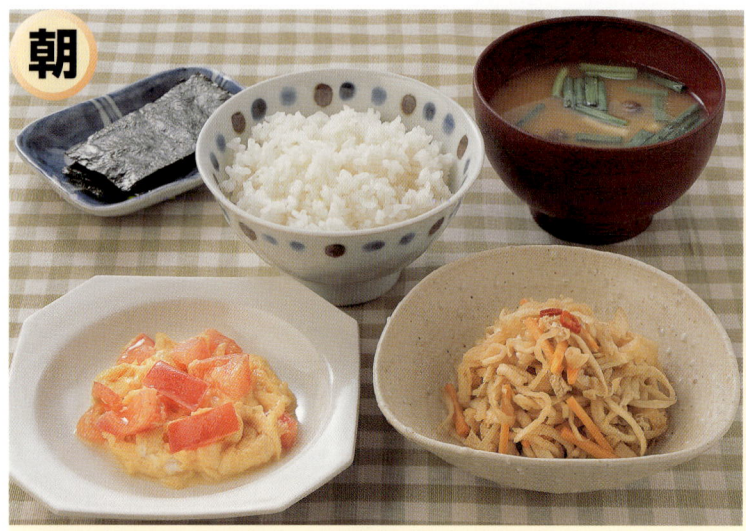

朝

● 切干しだいこんと油揚げで鉄確保を

主食	ごはん
汁	しめじとねぎのみそ汁
主菜	トマト入りいりたまご *variation* えだまめのたまごとじ
副菜	切り干しだいこん *variation* ひじきの煮物
副菜	味付けのり

	E(kcal)	P(g)	F(g)	鉄(mg)	食塩(g)
ごはん	336	5.0	0.6	0.2	0.0
しめじとねぎのみそ汁	32	2.9	1.0	0.6	1.6
トマト入りいりたまご	100	6.4	7.2	1.0	0.5
切干しだいこん	131	2.2	6.7	1.7	0.9
味付けのり	4	0.8	0.1	0.2	0.1

昼

● レバーの臭みをワインで取りしっかりと揚げました

主食	ライ麦パン
汁	コーンポタージュ *variation* かぼちゃのスープ
主菜	串かつ盛り合わせ *variation* かきとほうれんそうのグラタン *p.33*
デザート	りんご, ヨーグルト

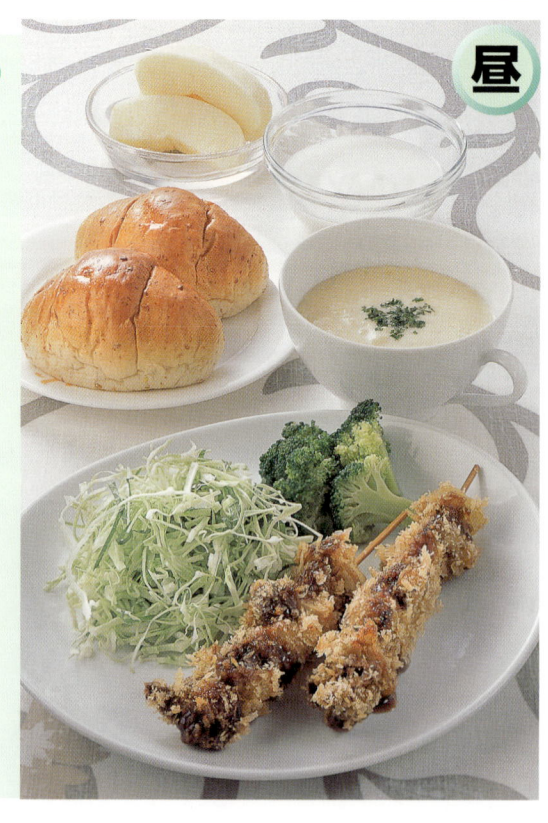

	E(kcal)	P(g)	F(g)	鉄(mg)	食塩(g)
ライ麦パン	185	5.9	1.5	1.0	0.8
コーンポタージュ	172	3.5	8.8	0.4	1.3
串かつ盛り合わせ	283	16.2	13.1	8.7	1.0
りんご	54	0.2	0.1	0.0	0.0
ヨーグルト	67	4.3	0.2	0.1	0.2

貧 血

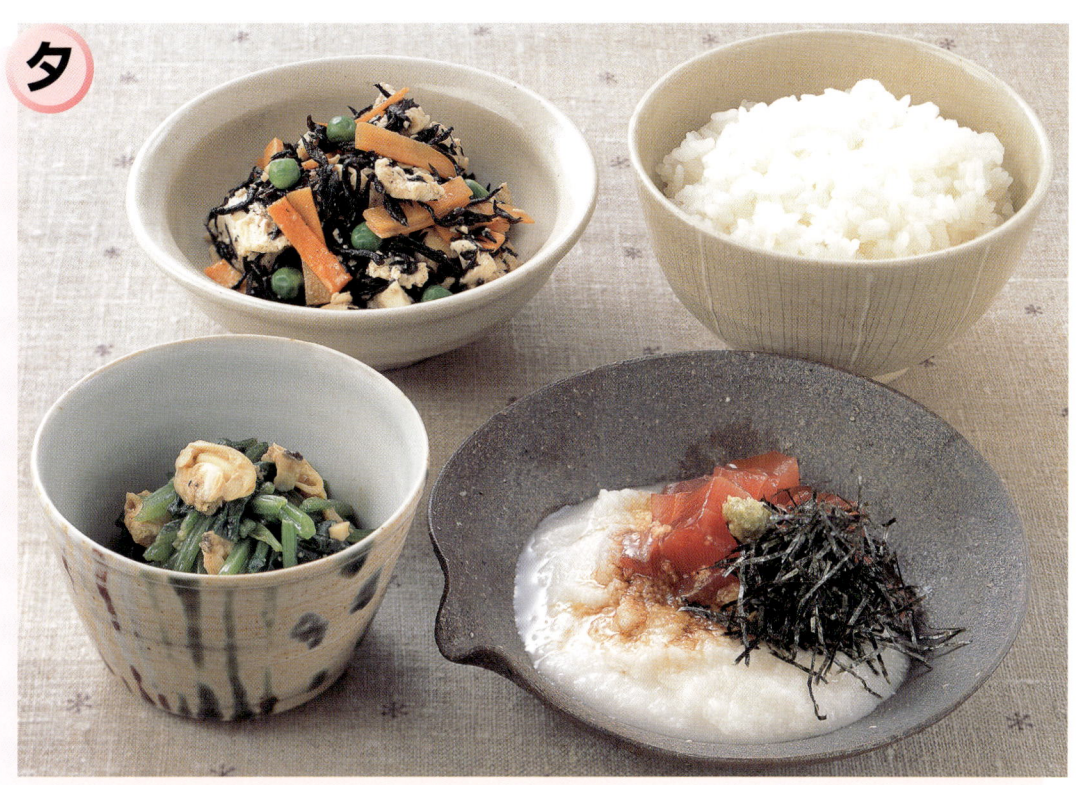

● 食欲をそそりながら鉄を確保できるメニューです

主食	ごはん
主菜	まぐろのやまかけ *variation* 豚レバーとピーマンの揚げ炒め *p.33*
主菜	いり豆腐 *variation* ブロッコリーとえびのくず煮 *p.35*
副菜	あさりのからし和え *vvariation* はるさめとあさりのスープ *p.36*

	E (kcal)	P (g)	F (g)	鉄 (mg)	食塩 (g)
ごはん	336	5.0	0.6	0.2	0.0
まぐろのやまかけ	102	16.2	0.4	1.5	0.9
いり豆腐	144	7.2	8.3	2.6	1.1
あさりのからし和え	25	3.0	0.4	2.1	1.2

● 貝の扱いと栄養素

貝は一般的に鉄やビタミンB_{12}が多い食品ですが，貝柱のみを食べる貝の場合は，鉄の量は少なくなります。貝は腐敗が急速なため生では扱い難い場合は，冷凍・缶詰を有効に利用しましょう。

貝に含まれる鉄の量（100g中）　　　　　　　　　　　（五訂増補日本食品標準成分表より）

食品名	鉄 (mg)	食品名	鉄 (mg)	食品名	鉄 (mg)
あさり水煮缶詰	37.8	みる貝	3.3	あわび	1.5
しじみ	5.3	ほたて水煮	2.8	さざえ	0.8
赤貝	5.0	ほたて貝	2.2	ほたて貝柱	0.2
ほっき貝	4.4	はまぐり	2.1		
あさり生	3.8	かき	1.9		

食事計画献立例2

食事計画｜献立例 3　　　　2,000 kcal

意識しないで鉄の確保ができるメニューにしました

朝

献立	1人分材料・分量（目安量）	作り方
食パン 主食	食パン 90 g マーマレード 15 g	
ジャーマンポテト風炒め物 主菜	じゃがいも 60 g たまねぎ 20 g ウィンナーソーセージ 20 g なたね油 3 g 塩 0.5 g こしょう（少々） パセリ 0.5 g	① じゃがいもは水洗いし，皮をむき短冊切りにし，軽くゆでる。 ② たまねぎはせん切りにする。 ③ ウィンナーソーセージは輪切りにする。 ④ フライパンに油を熱して①②③の順に炒め，塩，こしょうで味をつけ，パセリのみじん切りを加えて混ぜる。
鉄強化牛乳 飲み物	鉄強化牛乳 200 g	
いちご デザート	いちご 100 g	

昼

献立	1人分材料・分量（目安量）	作り方
ごはん 主食	ごはん 200 g	
さわらのホイル焼き 主菜	さわら 60 g 塩 0.5 g たまねぎ 20 g にんじん 10 g 生しいたけ 10 g なたね油 3 g ピーマン 10 g	① さわらは振り塩をする。 ② たまねぎ，にんじん，生しいたけは水洗いし，せん切りにする。 ③ 舟形アルミ箔に油を引き，その上から①②の順にのせ，アルミ箔をかぶせて焼き，火が通ったらアルミ箔を取り，焦げ色がつくまで焼く。 ④ ピーマンは水洗いし，種を取り除き輪切りにする。フライパンに油を引き炒めて，上にのせる。
かぼちゃのえびあんかけ 副菜	西洋かぼちゃ 60 g むきえび 5 g うすくちしょうゆ 7 g みりん 3 g 砂糖 3 g だし汁 50 g かたくり粉 1 g	① かぼちゃは水洗いして，一口大に切り蒸す。 ② 粗く刻んだえびとだし汁を煮立て，調味する。水溶きかたくり粉を加えくあんにしてかぼちゃにかける。
いんげんとだいこんのごま和え 副菜	だいこん 50 g いんげん 10 g 白ごま 2 g 砂糖 3 g うすくちしょうゆ 5 g	① だいこんは水洗いし皮をむき短冊切りにしゆでる。 ② いんげんは斜め切りにしてゆでる。 ③ 白ごまをすり，砂糖，しょうゆと合わせて①②を和える。

28　貧血

献　立	1人分材料・分量（目安量）	作り方
夕　ごはん　主食	ごはん 200 g	
しじみの みそ汁　汁	みそ 12 g しじみ 20 g 長ねぎ 10 g だし汁 150 g	① しじみは砂抜きをする。 ② ねぎは小口切りにする。 ③ だし汁にしじみを入れ，煮立ったらみそを溶き入れ，ねぎを加える。
はるさめと 鶏肉の煮物　主菜	鶏肉（むね）60 g なたね油 2 g はるさめ 5 g 乾しいたけ 2 g 長ねぎ 5 g さやえんどう 10 g しょうゆ 7 g みりん 3 g 砂糖 3 g だし汁 40 g	① 鶏肉は一口大に切る。 ② はるさめは戻して3〜4cmに切る。乾しいたけも水で戻し，せん切りにする。長ねぎはぶつ切りにする。 ③ さやえんどうはゆでて斜め2つに切る。 ④ 鍋に油を引き，鶏肉を炒め②を入れ，しょうゆ，みりん，砂糖，だし汁を加えて煮込む。 ⑤ 煮上がったら③を加えて混ぜて器に盛る。
豚レバーの 香味煮　主菜	豚肉（レバー）40 g 長ねぎ 10 g しょうが 5 g にんにく 10 g うすくちしょうゆ 5 g 砂糖 3 g だし汁 30 g	① レバーは一口大に切り，水につけて血抜きし，さっとゆでる。 ② ねぎはぶつ切り，しょうが，にんにくは薄切りにする。 ③ しょうゆ，砂糖をだし汁に入れて，①②を煮汁がなくなるまで弱火で煮る。
なすの 焼き浸し　副菜	なす 60 g（小1個） アスパラガス 20 g しょうゆ 5 g しょうが（おろし）2 g	① なすは水洗いし，焼きなすにする。2つに切る。 ② アスパラは水洗いし，3cmに切り焼く。 ③ ①②を皿に盛りつけ，しょうがしょうゆをかける。
あさりの佃煮　副菜	あさりの佃煮 20 g	

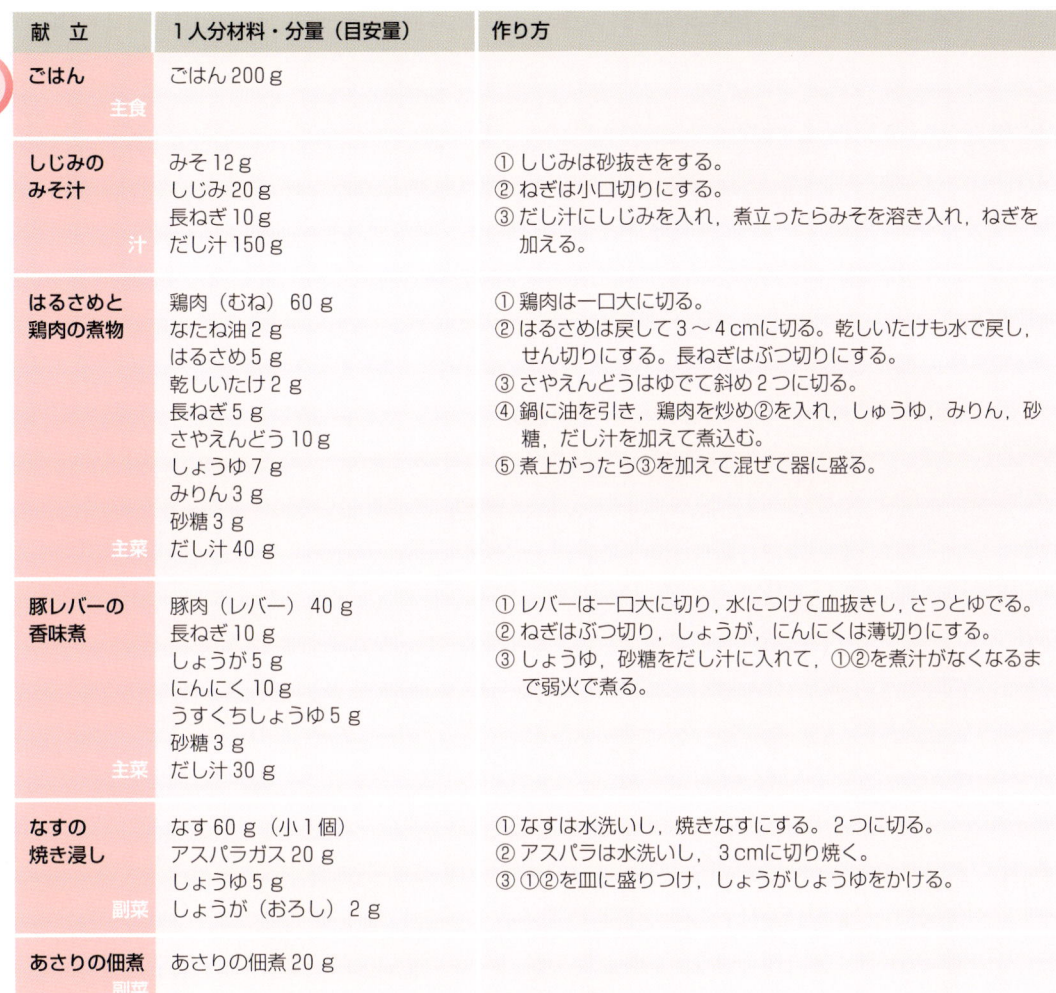

1日の栄養量

	E (kcal)	P (g)	F (g)	鉄 (mg)	VB₁₂ (μg)	葉酸 (μg)	食塩 (g)
朝	563	19.5	16.9	7.3	0.2	136	2.0
昼	608	21.4	10.8	1.6	3.4	78	2.6
夕	894	30.5	35.1	11.8	26.5	451	5.9
計	2,064	71.5	62.7	20.7	30.1	665	10.5

P：F：C　P 13.8　F 27.3　C 58.8　%

食事バランスガイド

「つ」(SV)
主食　1 2 3 4 5 6 7
副菜　1 2 3 4 5 6
主菜　1 2 3 4 5 6
牛乳・乳製品 3 2 1 1 2 果物

「つ」(SV)とはサービング（食事の提供量の単位）の略

食事計画献立例3

食事計画 | 献立例 3　　2,000 kcal

朝

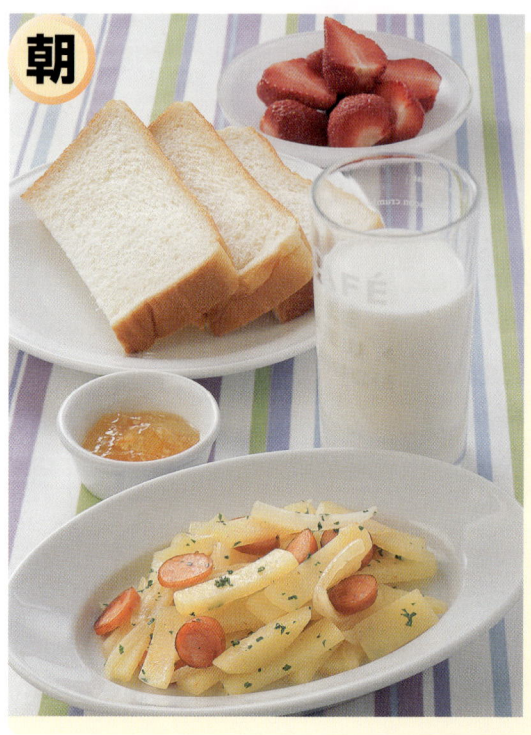

● 新じゃがいもとウインナーの香りを楽しみます

 主食　食パン

 副菜　ジャーマンポテト風炒め物
　　　　variation　ベークドポテト

 飲み物　鉄強化牛乳

 デザート　いちご

	E (kcal)	P (g)	F (g)	鉄 (mg)	食塩 (g)
食パン	276	8.4	4.0	0.6	1.2
ジャーマンポテト風炒め物	145	3.8	8.8	0.5	0.9
鉄強化牛乳	108	6.4	4.0	6.0	0.0
いちご	34	0.9	0.1	0.3	0.0

昼

● 鉄を意識しないで食欲をそそります

主食　ごはん

主菜　さわらのホイル焼き
　　　variation　そぼろ丼
　　　（主食と主菜として）
　　　p.32

副菜　かぼちゃのえびあんかけ
　　　variation　とうがんとえびのあんかけ

副菜　いんげんとだいこんのごま和え
　　　variation　えだまめとだいこんのごま和え

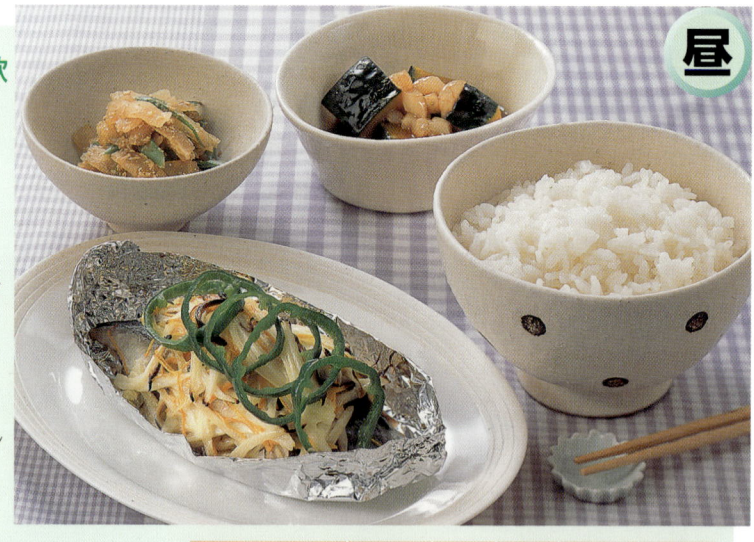

	E(kcal)	P(g)	F(g)	鉄(mg)	食塩(g)
ごはん	336	5.0	0.6	0.2	0.0
さわらのホイル焼き	149	12.7	8.9	0.6	0.6
かぼちゃのえびあんかけ	86	2.6	0.2	0.4	1.2
いんげんとだいこんのごま和え	37	1.1	1.1	0.4	0.8

貧血

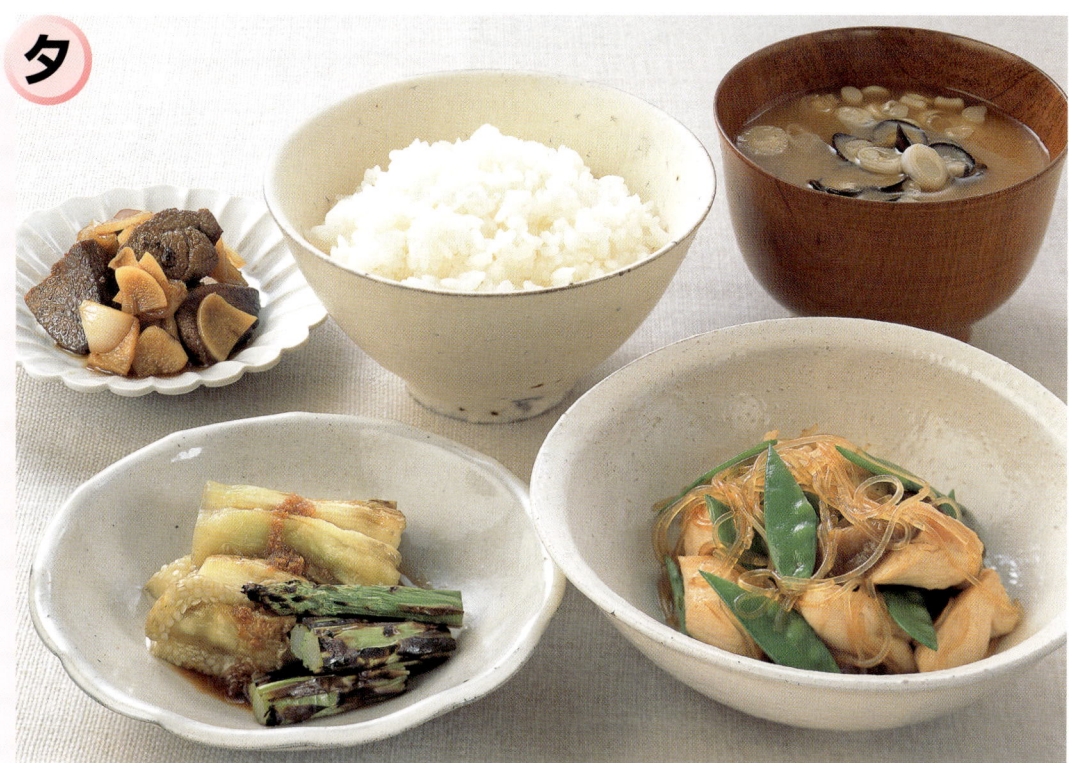

夕

＊あさりの佃煮は写真にありません。

● ボリュームたっぷりで鉄の確保ができるメニューです

	E(kcal)	P(g)	F(g)	鉄(mg)	食塩(g)
ごはん	336	5.0	0.6	0.2	0.0
しじみのみそ汁	41	3.4	1.1	1.6	1.7
はるさめと鶏肉の煮物	367	7.1	31.3	0.5	1.1
豚レバーの香味煮	84	9.2	1.5	5.4	0.9
なすの焼き浸し	22	1.6	0.1	0.4	0.7
あさりの佃煮	45	4.2	0.5	3.8	1.5

主食 ごはん
variation あさりのピラフ　p.32

汁 しじみのみそ汁
variation ひじきと油揚げのみそ汁　p.36

主菜 はるさめと鶏肉の煮物
variation 牛肉のみそ焼き

主菜 豚レバーの香味煮

副菜 なすの焼き浸し
variation こまつなのお浸し

副菜 あさりの佃煮

● レバーの下処理

レバーは，血液が多く含まれ腐敗が進みやすい食品です。そのためレバーの下処理として，血抜きと臭み取りが必要になります。一般的な方法は以下のとおりです。

1. レバーを調理に用いる大きさに切って，血液の固まっている部分を除去します。
2. 水または牛乳に20〜30分程漬けます（牛乳は界面活性剤の作用で，水より効果的に臭みを除去します）。長時間漬けていると水溶性成分の損失もあるため30分程にします（水は途中2，3回取り替える）。

食事計画献立例3

組合せ料理例

主食

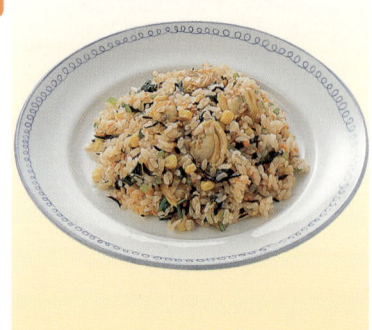

あさりピラフ

材料・分量（目安量）

ごはん	200 g	ホールコーン（缶）	20 g
あさり（むき身）	40 g	なたね油	5 g
ひじき	1 g	ケチャップ	15 g
にんじん	10 g	塩	1 g
こまつな	30 g	こしょう	（少々）

作り方

① あさりは塩水中でゆで振り洗いし，さらに水洗いして水気をきる。
② ひじきは水洗いし，水に戻して水気をきり，適当な長さに切る。
③ にんじんはみじん切りにしてゆでる。
④ こまつなは水洗いし，1cm程度に切りさっとゆでる。
⑤ フライパンで油を熱して，炊き上げた米飯に①～④，スイートコーンを入れて炒め，塩，こしょう，ケチャップで味を調える。

●ピラフは炒め過ぎないように強火でさっと炒めます。

E(kcal)	P(g)	F(g)	鉄(mg)	食塩(g)
438	8.7	5.9	3.3	2.5
VB₁₂(μg)	21.0	葉酸(μg)	51	

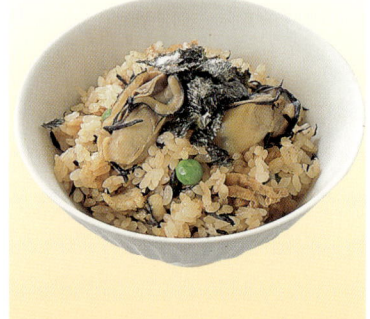

かきごはん

材料・分量（目安量）

米	90 g	うすくちしょうゆ	5 g
水	130 g	酒	5 g
かき（むき身）	60 g	砂糖	3 g
ひじき	1 g	もみのり	0.1 g
油揚げ	5 g	グリンピース（冷凍）	2 g

作り方

① かき（むき身）は塩水で振り洗いし，さらに水洗いして，水気をきる。
② 油揚げは油抜きして，せん切りにする。
③ ひじきは水洗いし，水に戻して水気をきり，食べやすい長さに切る。
④ 鍋に水50g（分量外），調味料を加え，①～③を汁がなくなるまで煮含める。
⑤ 米は洗って水を少なめにして，④とグリンピースを加えて炊き込む。
⑥ ⑤を茶碗に盛り付け，もみのりをかける。

●ひじきの代わりに切干しだいこんなどを入れても鉄補給となります。

E(kcal)	P(g)	F(g)	鉄(mg)	食塩(g)
399	10.9	3.3	2.7	1.6
VB₁₂(μg)	16.9	葉酸(μg)	42	

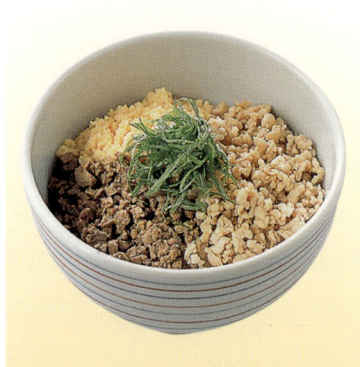

そぼろ丼

材料・分量（目安量）

ごはん	200 g	青じそ	1 g
（米90g，水130g）		卵	25 g
塩	1 g	なたね油	3 g
うすくちしょうゆ	3 g	しょうが	（少々） ⎫
酒	3 g	砂糖	4 g ⎬ A
鶏肉（ひき肉）	40 g	うすくちしょうゆ	6 g ⎭
鶏肉（レバー）	30 g		

作り方

① 米に調味料を入れて炊き上げる。
② ひき肉は半量のしょうが，砂糖，うすくちしょうゆ（A）を加えて炒める。
③ レバーはゆでて包丁で小さくたたき，残りのしょうが，砂糖，うすくちしょうゆを加えて炒める。
④ 青じそはせん切りにする。卵はいりたまごにする。
⑤ ①に②，③，④を盛り付ける。

●レバーの臭いを取り除くことがポイント。血抜きに牛乳，塩水などを使用するのもよいです。

E(kcal)	P(g)	F(g)	鉄(mg)	食塩(g)
525	22.7	10.4	3.9	2.7
VB₁₂(μg)	13.6	葉酸(μg)	413	

肉だんご揚げこまつなのコーン和え

材料・分量（目安量）

豚肉（ひき肉）	30 g	小麦粉	7 g
豚肉（レバー）	30 g	パン粉	7 g
たまねぎ	30 g	なたね油	8 g
しょうが	（少々）	こまつな	50 g
塩	0.5 g	ホールコーン（缶）	20 g

作り方
① レバーは水で血抜きをし，ゆでて包丁で小さくたたく。
② たまねぎはみじん切りにしてフライパンで炒める。
③ ①，②をひき肉と混ぜる。しょうがおろし，塩を加えて混ぜる。
④ 小さじ1の水で水溶きした小麦粉に③をつけて，パン粉をつけて油で揚げる。
⑤ こまつなは塩ゆでして，1cmに切る。スイートコーンと和える。

●レバーの臭いを取り除くために大葉などを入れるとよいです。

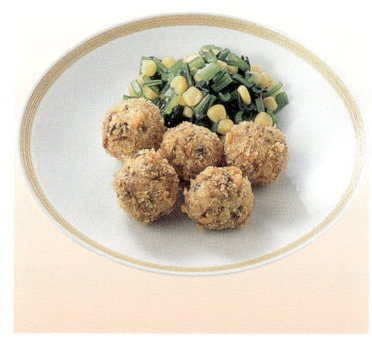

E(kcal)	P(g)	F(g)	鉄(mg)	食塩(g)
265	14.8	14.4	5.9	0.7
VB$_{12}$(μg)	7.7	葉酸(μg)		311

かきとほうれんそうのグラタン

材料・分量（目安量）

かき（むき身）	80 g	塩	0.3 g
ほうれんそう	60 g	こしょう	（少々）
たまねぎ	30 g	なたね油	3 g
塩	0.3 g	パン粉	3 g
牛乳	50 g	バター	5 g
小麦粉	5 g	ピザ用チーズ	20 g
バター	5 g		

作り方
① かきむき身は塩水で振り洗いし，さらに水洗いして水気をきる。
② ほうれんそうは水洗いし，ゆで2～3cmに切る。たまねぎはせん切りにする。たまねぎとほうれんそうは炒めて，塩で下味をつける。
③ バター，小麦粉，牛乳でホワイトソースを作り，塩，こしょうを振る。
④ ①～③をよく混ぜて，上からチーズ，パン粉，バターをのせ，グラタン皿に入れてオーブンで15分焼き上げる。

●表面をこんがり焼き上げます。

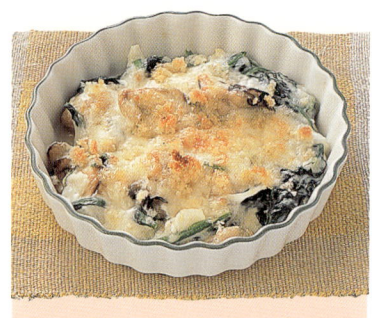

E(kcal)	P(g)	F(g)	鉄(mg)	食塩(g)
322	14.9	21.4	2.9	2.2
VB$_{12}$(μg)	22.8	葉酸(μg)		169

豚レバーとピーマンの揚げ炒め

材料・分量（目安量）

豚肉（レバー）	80 g	にんにく	2 g
しょうが	1 g	たまねぎ	50 g
しょうゆ	3 g	ピーマン	30 g
酒	5 g	しょうゆ	10 g
かたくり粉	10 g	酒	5 g
なたね油	8 g（揚），2 g（炒）	砂糖	3 g

作り方
① レバーは水で血抜きをし，軽く絞り，一口大のそぎ切りにして，しょうが，しょうゆ，酒に漬け20分置き，かたくり粉を付けて180度で約2分揚げる。
② にんにくは薄切りにする。
③ たまねぎは皮をむき，くし型切りにする。
④ ピーマンは縦2つ割りにし，種とヘタを除き3～4つに切る。
⑤ フライパンに油を熱して，②～④を入れて炒め，しんなりしたら①を入れ，調味料で味をつける。

●レバーはしっかりと揚げるましょう。

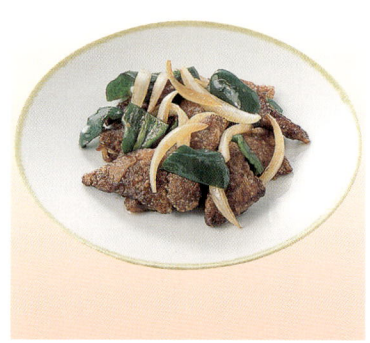

E(kcal)	P(g)	F(g)	鉄(mg)	食塩(g)
287	18.3	12.9	10.9	2.0
VB$_{12}$(μg)	20.2	葉酸(μg)		670

組合せ料理例

組合せ料理例

主菜

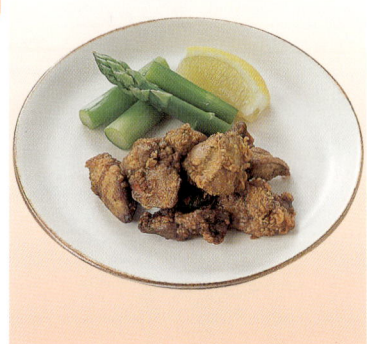

鶏レバーの唐揚げ

材料・分量（目安量）

鶏肉（レバー）	80 g	カレー粉	0.5 g
しょうが	（少々）	なたね油	8 g
しょうゆ	3 g	アスパラガス	30 g
酒	5 g	レモン	10 g
小麦粉	5 g		

作り方

① レバーは水で血抜きをし，軽く絞り一口大に切って，しょうが，しょうゆ，酒に漬けて20分置く。小麦粉にカレー粉を混ぜてレバーにまぶし180℃の油で2分揚げる。
② アスパラガスは水洗いし，ゆでて，3～4つに切る。
③ レモンはくし形にする。
④ ①～③を盛りつける。

●レバーは調味料を十分漬け置きして，じっくりと揚げます。

E(kcal)	P(g)	F(g)	鉄(mg)	食塩(g)
203	16.7	10.8	7.7	0.6
VB₁₂(μg)		35.5	葉酸(μg)	1,102

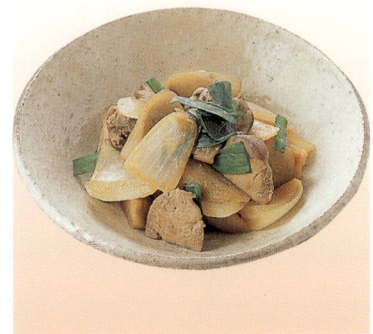

鶏レバーのみそ煮

材料・分量（目安量）

鶏肉（レバー）	80 g	しょうが	5 g
ごぼう	30 g	みそ	10 g
たまねぎ	60 g	砂糖	3 g
にら	10 g	だし汁	100 g

作り方

① レバーは水で血抜きをし，軽く絞り一口大に切って，ゆでる。
② ごぼうは皮をこそげて乱切りにし，水に放し，あく抜きをしゆでる。
③ たまねぎは皮をむいて，一口大に切る。
④ にらは水洗いし，3cmに切る。
⑤ ①～③を鍋に入れて，だし汁，みそ，しょうが，砂糖を入れて煮詰め，出来上がりににらを入れて少し煮る。

●レバーをしっかりと煮込むことがポイントです。

E(kcal)	P(g)	F(g)	鉄(mg)	食塩(g)
167	18.0	3.2	8.0	1.5
VB₁₂(μg)		35.8	葉酸(μg)	1,088

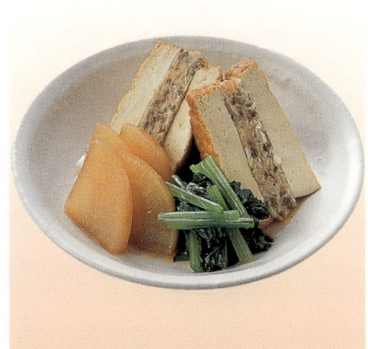

生揚げの肉詰め煮

材料・分量（目安量）

生揚げ	75 g	だいこん	40 g
鶏肉（ひき肉）	30 g	こまつな	40 g
鶏肉（レバー）	20 g	砂糖	3 g
しょうが	5 g	酒	5 g
たまねぎ	20 g	しょうゆ	10 g
かたくり粉	5 g	だし汁	100 g

作り方

① 生揚げは真ん中を割いて，湯抜きをする。
② レバーは水で血抜きをし，軽く絞り，ゆで，包丁で小さくたたく。
③ ひき肉，②，しょうが，みじん切りしたたまねぎ，かたくり粉を入れてよく混ぜ，①の生揚げに入れる。
④ だいこんは皮をむき，1cm厚さのいちょう切りにしてゆでる。
⑤ こまつなは水洗いし，ゆで，3～4cmに切る。
⑥ 鍋に②～⑤を丁寧に入れてだし汁をはり，調味料を入れて煮含める。

●味をしっかりとつけることで臭みも消えておいしくできます。

E(kcal)	P(g)	F(g)	鉄(mg)	食塩(g)
249	20.2	11.7	5.6	1.7
VB₁₂(μg)		9.3	葉酸(μg)	345

グリーンアスパラと牛肉の炒め物

材料・分量（目安量）

牛肉（もも薄切り）	40 g	しょうが	0.3 g
アスパラガス	50 g	しょうゆ	7 g
生しいたけ	20 g	こしょう	0.3 g
なたね油	5 g	酒	3 g

作り方
① 牛肉は1cm幅に細切りにする。
② アスパラガスは水洗いし，塩（分量外）を加えてゆで，斜め切りにする。
③ しいたけは水洗いし，石づきを取って，細切りにする。
④ フライパンに油を入れて熱し，しいたけを炒め，しょうがと調味料で味つけをして，①②を混ぜさっと炒めて，火を止める。

●牛肉，アスパラガスを炒め過ぎないことがこつです。

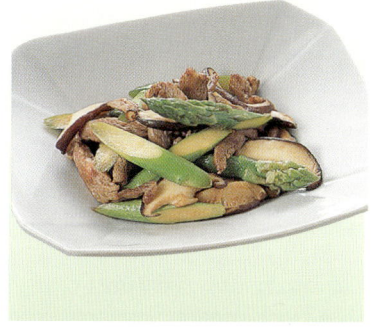

E(kcal)	P(g)	F(g)	鉄(mg)	食塩(g)
146	10.8	9.5	1.7	1.1
VB₁₂(μg)	0.5	葉酸(μg)		109

ブロッコリーとえびのくず煮

材料・分量（目安量）

ブロッコリー	80 g	鳥がらだし	50 g
えび（むき身）	30 g	酒	5 g
長ねぎ	10 g	塩	1 g
なたね油	5 g	かたくり粉	2 g

作り方
① ブロッコリーは茎と花を分けて，花の部分は小房に分けておく。茎の部分は1cmくらいに刻む。
② えびは塩水でさっと洗う。
③ ねぎは小口切りにする。
④ 鍋に油を熱し，ねぎとえびを入れて手早く炒め取り出しておく。
⑤ ブロッコリーを茎，花の順に炒める。
⑥ 鳥がらだし，酒，塩を煮立て，⑤を入れ，火が通ったら④を加えて水溶きかたくり粉でとろみを加える。

●ブロッコリー，えびともに煮過ぎないように注意します。

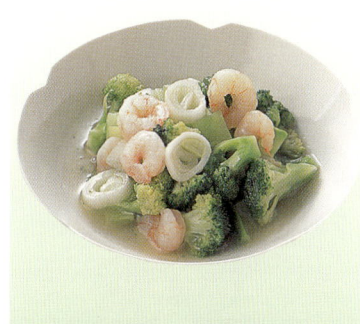

E(kcal)	P(g)	F(g)	鉄(mg)	食塩(g)
115	9.6	5.6	1.1	1.2
VB₁₂(μg)	0.5	葉酸(μg)		181

ひじきの彩りサラダ

材料・分量（目安量）

ひじき	10 g	塩	1 g
赤ピーマン	10 g	砂糖	5 g
だいず（水煮）	20 g	しょうゆ	3 g
みずな	5 g	あたりごま	10 g
さやいんげん	10 g	酢	10 g

作り方
① ひじきは水洗いし，水で戻してからゆでる。
② 赤ピーマンとさやいんげんはゆでて，赤ピーマンはせん切りに，さやいんげんは斜め薄切りにする。
③ みずなは3cmに切る。
④ 材料を合わせ，調味料を混ぜる。

●ひじきの代わりに切干しだいこんにすることもできます。3～4人分を一度に作るとおいしくできます。

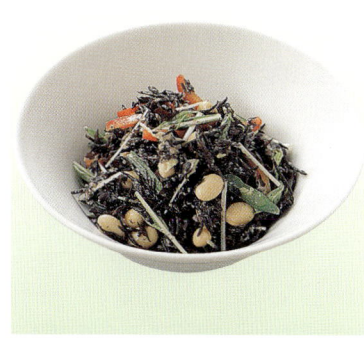

E(kcal)	P(g)	F(g)	鉄(mg)	食塩(g)
132	6.3	6.9	7.1	1.9
VB₁₂(μg)	0.0	葉酸(μg)		45

組合せ料理例

汁

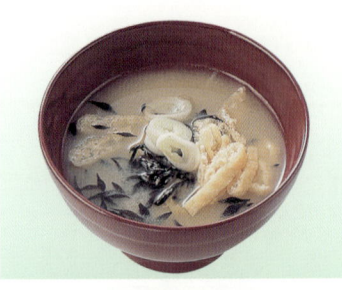

ひじきと油揚げのみそ汁

材料・分量（目安量）

ひじき	1 g	みそ	12 g
油揚げ	5 g	だし汁	150 g
長ねぎ	10 g		

作り方
① ひじきは2～3回水をかけながらよく洗い，水で戻す。
② 油揚げは油抜きをして，縦半分に切って0.5cm幅に細切りする。
③ 鍋に汁とひじき，油揚げを入れる。煮立ったらみそを加えて，小口切りにしたねぎを加え火を止める。

● ひじきは火をよく通すと食べやすくなります。

E(kcal)	P(g)	F(g)	鉄(mg)	食塩(g)
51	3.3	2.5	1.3	1.7
VB₁₂(μg)	0.6	葉酸(μg)	16	

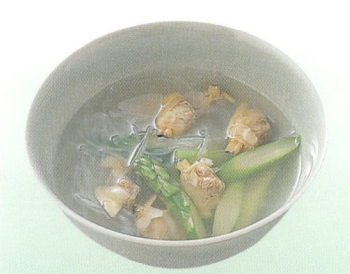

はるさめとあさりのスープ

材料・分量（目安量）

はるさめ	10 g	鳥がらだし	150 g	ごま油	1 g
あさり（むき身）	20 g	塩	0.3 g	酢	10 g
アスパラガス	20 g	かたくり粉	3 g	しょうが汁	0.3 g

作り方
① はるさめは熱湯で戻し，適当な長さに切る。
② あさりは水洗いする。アスパラガスはゆでて，斜め切りにする。
③ 鍋に鳥がらだしを入れて，あさり，アスパラガス，はるさめを入れて火にかけ，煮立ったら塩を加え水溶きしたかたくり粉でとろみをつけ，ごま油，酢，しょうが汁を加えて火を止める。

● はるさめは火を通し過ぎないように注意しましょう。

E(kcal)	P(g)	F(g)	鉄(mg)	食塩(g)
77	3.4	1.4	1.8	0.9
VB₁₂(μg)	11.2	葉酸(μg)	49	

デザート・間食

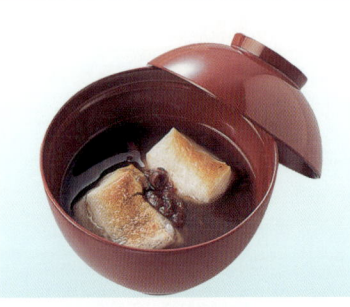

大学いも

材料・分量（目安量）

さつまいも	100 g	砂糖	15 g	水あめ	1 g
なたね油	5 g	水	2 g	黒ごま	0.5 g

作り方
① さつまいもは皮をむき，乱切りにして水につけあくを抜く。
② さつまいもの水気をきり，170℃で揚げ，中まで火が通ったら強火にしてカラッと揚げる。
③ 鍋に砂糖と水を入れて火にかけ，砂糖が溶けたら水あめを加えて1～2分煮詰め，火からおろして，いった黒ごまを入れておく。②を加えてからめる。

● さつまいもをさっとゆでておくと強火でさっと揚げられ，短時間でできます。

E(kcal)	P(g)	F(g)	鉄(mg)	食塩(g)
242	1.3	5.5	0.7	0.0
VB₁₂(μg)	0.0	葉酸(μg)	49	

ぜんざい

材料・分量（目安量）

もち	30 g	水	100 g
粒あん	80 g		

作り方
① 粒あんを火にかけ，水を加えながら溶きのばす。
② もちは焼いて焦げ目をつける。
③ 椀にあんを入れ，上からもちを入れる。

● くりぜんざいも手軽で喜ばれます。

E(kcal)	P(g)	F(g)	鉄(mg)	食塩(g)
245	4.8	0.6	1.1	0.2
VB₁₂(μg)	0.0	葉酸(μg)	13	

骨粗鬆症

| 骨粗鬆症の医学 | 38 |

医師：工藤秀機（文京学院大学）

| 栄養食事療法 | 42 |

管理栄養士：柳沢幸江（和洋女子大学）

| 食事計画｜献立例 | 46 |

管理栄養士：柳沢幸江（和洋女子大学）

| 組合せ料理例 | 58 |

管理栄養士：柳沢幸江（和洋女子大学）

骨粗鬆症の医学

I. 骨粗鬆症の概要

❶ 骨粗鬆症の概念

　骨粗鬆症とは石灰化の異常を伴わない骨量の減少により，骨の脆弱性が増大した病態をいいます。つまり骨基質量と石灰化骨量の比率が保たれたまま骨量が減少するため，わずかな外力で骨折を起こし骨痛などの症状が現れます。

　発症の原因によって，原発性と2次性に分類されています。原発性というのは閉経あるいは加齢に伴って発症してくるもので，誘因としていくつかの因子が関与しています。一方，2次性のものは副甲状腺機能亢進症，クッシング症候群，多発性骨髄腫などの疾患に関連して発症してくるものをいいます（表1）。症例数から見れば，原発性骨粗鬆症の方が多く，治療面からも問題になります。

表1　骨粗鬆症の分類

I. 原発性	
閉経後（I型）　老人性（II型）　若年性	
II. 2次性	
a. 内分泌疾患 　副甲状腺機能亢進症，性腺機能不全 　クッシング症候群，甲状腺中毒症 　I型糖尿病など	b. 遺伝性疾患 　骨形成不全症，ホモシスチン尿症 　Marfan症候群など
c. 血液疾患 　多発性骨髄腫，悪性リンパ腫など	d. その他 　不動性（immobilization），低栄養 　アルコール中毒，関節リウマチなど

❷ 病態生理

　健康成人では骨溶解と骨形成の平衡が保たれているため，見かけの骨量はほぼ一定になっています。しかし骨溶解の方が極端に亢進するか，骨形成速度が極度に低下した状態が続くと，平衡がずれて骨量の減少を来します。閉経後と老人性の骨粗鬆症についての誘因は以下のようになります。

　１ 閉経後骨粗鬆症：閉経に伴うエストロゲンの低下が主要な誘因になります。エストロゲンは副甲状腺ホルモンに対する反応性を抑制する作用があり，骨溶解を抑制していますが，閉経後ではこの作用が低下し，骨溶解の亢進が起こります。またエストロゲンは骨芽細胞に直接作用し骨形成に寄与していますが，閉経後はその作用が低下してきます。これらのことから閉経後に骨量の減少が起きてきます。

2 老人性骨粗鬆症：老化に伴う2つの大きな変化が骨量の減少に重要な役割を演じています。すなわち骨芽細胞機能の低下による骨形成の抑制のほか，老化に伴う腎でのビタミンD活性化の低下によるカルシウム吸収障害と副甲状腺機能亢進による骨量減少が主要な因子になっています。

骨代謝の面から閉経後と老人性の骨粗鬆症を比較しますと，前者では骨代謝回転が亢進しており，後者では低下している状態が一般的です。

❸ 臨床症状

本症に特異的な症状はなく，骨折及びそれに伴う腰痛，骨痛などが主症状となります。閉経後骨粗鬆症では椎体骨圧迫骨折や前腕骨遠位部骨折が多く，老人性骨粗鬆症では大腿骨骨頭部，脛骨及び椎体骨の骨折が多く見られます。これらの骨折は軽度の外力によって容易に起こることが特徴です。椎体骨圧迫骨折の場合は急激な疼痛を自覚しないことが多く，身長低下，腰が曲がるなどの状況で見つかることがあります。

Ⅱ. 骨粗鬆症の検査と診断

❶ 骨量測定検査

感度，精度ともに優れた二重エネルギーX線吸収装置（DXA）で測定されるのが一般的です。

❷ 骨粗鬆症の診断

骨代謝学会により策定された診断基準に基づいて進められます（表2）。

❸ 骨代謝マーカーの測定

病態の評価や治療効果の判定には，骨代謝マーカーが有用です。骨代謝マーカーは，骨吸収や骨形成により骨から放出される微量成分を血中や尿中で測定することにより，骨吸収と骨形成の両過程を評価できます。現在，骨粗鬆症に対して骨吸収マーカーとしてデオキシピリジノリンと1型コラーゲンN端テロペプチド（NTx）が，骨形成マーカーとしてはオステオカルシンが用いられています。また副甲状腺機能亢進症による2次性骨粗鬆症を診断するために骨型アルカリホスファターゼの測定や副甲状腺ホルモン測定が血清カルシウム，リンの測定などとともに行われます。

表2 原発性骨粗鬆症の診断基準(2000年改訂)

低骨量をきたす骨粗鬆症以外の疾患または持続性骨粗鬆症を認めず,骨評価の結果が下記の条件を満たす場合,原発性骨粗鬆症と診断する。

I. 脆弱性骨折[注1]あり
II. 脆弱性骨折なし

	骨密度値[注2]	脊椎X線像での骨粗鬆化[注3]
正常	YAMの80%以上	なし
骨量減少	YAMの70%以上〜80%未満	疑いあり
骨粗鬆症	YAMの70%未満	あり

YAM:若年成人平均値(20〜44歳)

注1)脆弱性骨折:低骨量(骨密度がYAMの80%未満,あるいは脊椎X線像で骨粗鬆化がある場合)が原因で,軽微な外力によって発生した非外傷性骨折,骨折部位は脊椎,大腿骨頸部,橈骨遠位端,その他

注2)骨密度は原則として腰椎骨密度とする。ただし,高齢者において,脊椎変形などのために腰椎骨密度の測定が適当でないと判断される場合には大腿骨頸部骨密度とする。これらの測定が困難な場合は橈骨,第二中手骨,踵骨の骨密度を用いる。

注3)脊椎X線像での骨粗鬆化の評価は,従来の骨萎縮度判定基準を参考にして行う。

脊椎X線像での骨粗鬆化	従来の骨萎縮度判定基準
なし	骨萎縮なし
疑いあり	骨萎縮度I度
あり	骨萎縮度II度以上

(折茂 肇,ほか:原発性骨粗鬆症の診断基準,2000年度改訂版,日本骨代謝学会誌 18:76-82,2001より)

III. 骨粗鬆症の治療

1 治療に対する基本的考え方

現在のところいったん減少した骨量を元に戻す決定的な治療法はありません。その意味で,骨粗鬆症は骨量減少の予防が重要になります。閉経後骨粗鬆症に対しては,骨吸収抑制薬を用いた治療を行うことで骨量減少の防止効果が得られます。しかし老人性骨粗鬆症に対しては有効な治療法は確立されていません。

2 治療薬

1 エストロゲン:エストロゲンの低下に基づく閉経後骨粗鬆症の治療の第1選択はエストロゲンの補充です。エストロゲンは閉経後の骨量減少を防

止し骨量を軽度増加させるとともに，骨折頻度を減少させます。乳がんの合併を抑止するために常用量の半量程度をプロゲスチンと持続的に併用する投与法が推奨されています。

2 活性型ビタミンD：骨量増加作用はそれほど大きくありませんが，骨折防止効果があるといわれています。本薬剤は腸管カルシウム吸収の低下を伴う老人性骨粗鬆症によく用いられます。

3 ビスホスホネート製剤：ビスホスホネートは主に骨基質中に蓄積され，骨吸収により溶出し破骨細胞に取り込まれることにより骨吸収を強力に抑制するという薬理作用があります。ビスホスホネートは腸管内で陽イオンとりわけカルシウムなどと結合し吸収されなくなるため，空腹時に服用する必要があります。

4 カルシトニン：カルシトニンは破骨細胞の受容体に作用して骨吸収を抑制します。カルシトニン製剤としては，うなぎやさけのカルシトニンが合成され広く使用されています。骨吸収抑制による骨量増加作用と骨粗鬆症に伴う疼痛の改善効果が認められています。カルシトニン製剤の問題点としては，注射薬であり週1～2回の筋注が必要であること，長期使用により作用が減弱することなどが挙げられます。

5 ビタミンK：ビタミンKはオステオカルシンなどに含まれるグルタミン酸をγ-カルボキシル化する作用がありますが骨への作用機序の詳細は不明です。

6 イプリフラボン：これはイソフラボン誘導体として合成され，エストロゲン様作用を持つとされるものです。

❸ 生活指導

喫煙，飲酒などの危険因子の除去に努め，適度の運動を取り入れることが大切です。またわが国では食事中のカルシウム摂取量が不足しているといわれており，中高年齢層における乳製品などの摂取量増加を図る必要があります。

栄養食事療法

Ⅰ. 栄養食事療法の考え方

　骨粗鬆症は，骨吸収（骨の破壊）が，骨形成（骨の新生）を上回ることで，骨密度が低下し骨がもろくなっている状態です。栄養食事療法は，骨形成に必要な栄養素であるカルシウム及びその吸収を促す栄養素を積極的に補給します（表1）。一方，カルシウムの吸収を阻害したり，尿排泄を促す栄養素や食品の摂取を控え，喫煙などの生活習慣を是正することが基本となります。

表1　カルシウムの吸収に影響する因子

	栄養素・食品	生活状態
カルシウムの吸収を増加させる因子	ビタミンD・乳糖	
カルシウムの吸収を減少させる因子	ビタミンDやリンの過剰摂取・シュウ酸	喫煙・ストレス・加齢
カルシウムの尿排泄を促進する因子	食塩の過剰摂取・たんぱく質の過剰摂取・カフェインの過剰摂取	過度の飲酒

❶ 骨粗鬆症の予防

　骨粗鬆症の予防は，最大骨量を多くすることです。特に，思春期前後にカルシウム蓄積速度は最大になり，2年間に最大骨量の1/4が蓄積されます。骨粗鬆症は女性が閉経後，ホルモンバランスの変化で，骨吸収が多くなり起こりやすくなります。成人期以降の配慮に加え，若年期の十分なカルシウム摂取と，栄養バランスを崩すようなダイエットをしないことが大切です。

Ⅱ. 栄養基準（栄養補給）

栄養基準（例）：身体活動レベルⅡ，50～60歳女性

エネルギー 1,800 kcal　たんぱく質 65 g　脂質 50 g　カルシウム 800～1,000 mg

❶ エネルギー量とたんぱく質

　エネルギーは，性別，年齢，身体活動レベルから求めます。過度の体重減少は骨密度も減らすので，極端な肥満がない限りは体重を減らさないようにしましょう。たんぱく質が不足すると，骨形成に関与するコラーゲンの合成に必要なアミノ酸の供給が不足します。しかし，とり過ぎるとカルシウムの

尿への排泄が増えてしまうため，適量を守る必要があります。標準体重あたり 1.0 ～ 1.2 g を目安とします。

❷ 炭水化物・脂肪

脂肪エネルギー比は 20 ～ 25 ％，70 歳以上では 15 ～ 25 ％を目安にします。炭水化物はたんぱく質と脂肪のエネルギー比率より求めます。多糖類・二糖類・単糖類の配慮は必要ありませんが，乳糖は破骨細胞の働きを抑制する効果を持ちます。

❸ カルシウム

カルシウムは骨の主要な構成成分なので，骨粗鬆症の食事では最も重要な栄養素です。30 ～ 49 歳ではカルシウムの目安量が男性 650 mg，女性 600 mg となっていますが，骨粗鬆症になりやすい閉経後の女性の目安量は 700 mg です。骨粗鬆症の場合ではそれを超える摂取量が望まれますが，日本人のカルシウムの平均摂取量が常に 600 mg を満たない現状では，800 mg のカルシウムを食物のみで補うことは難しいといえます。その際は，サプリメントを併用しますが，2,300 mg を超えないようにします。また，カルシウムの吸収率[1]の多い牛乳・乳製品を主体とし，大豆製品，小魚，緑黄色野菜を多く摂取しましょう。高齢者の場合，乳製品を食事で取り入れることが難しいようでしたら，魚や大豆製品を中心とし，牛乳・乳製品は間食で取り入れるなどの工夫が大切です。

[1] 乳製品が 50 ％と最も効率が良く，次いで魚類が 30 ％，野菜類は 15 ％である。

❹ ビタミン D・K

ビタミン D は小腸及び腎臓でのカルシウムの吸収を良くします。皮膚にあるプロビタミンが紫外線を受けることで体内合成されますが，高齢者は皮膚での生産能が若年者より低いため食物由来のビタミン D をより多く必要とします[2]。ビタミン K[3]は骨形成を促進させ，骨折の予防に必要なビタミンです。高齢者はビタミン K の吸収が低下する傾向にあるので，より多くの摂取が望まれます。

[2] ビタミン D の目安量は 5 μg で上限量は 50 μg である。

[3] ビタミン K の目安量は男性で 75 μg，女性で 65 μg である。

❺ リン・ナトリウム

リンはカルシウムとともに骨を形成する成分ですが，とり過ぎると骨中のカルシウムを減らしてしまい，さらにカルシウムの吸収も低下させてしまいます。リン：カルシウムの摂取比率は 2：1 程度に抑えます。ナトリウムは排泄されるときにカルシウムを伴うので過剰な摂取は好ましくありません。食塩量として，男性で 10 g 未満，女性で 8 g 未満とします。

Ⅲ. 栄養食事療法の進め方

❶ 基本的な考え方

　骨粗鬆症の多くは高齢者であることが多いので，食事は高齢者にも食べやすい形態・調理方法・味付けであることが大切です。その上で，牛乳・乳製品，魚，野菜，大豆を中心とした栄養食事療法を進めていきます。

❷ たんぱく質性食品の取り方

　❶牛乳・乳製品はカルシウムの吸収率が高い上，乳糖は骨吸収を減らす効果があるため，牛乳やヨーグルトを，食事もしくは間食で1日200～400ｇ食べることが望まれます。量がとれない場合は，スキムミルクを牛乳やヨーグルトに加えたり，料理に適宜利用するなどの工夫をしましょう*4。
　❷魚は肉に比べてカルシウムが多い食品です*5。魚は肉より軟らかいので，高齢者にはより積極的に使います。骨ごと食べられる魚は，カルシウムの供給源として有効ですが，硬くて食べにくい日干しなどの小魚は避け，軟らかいしらす干しやミキサーでふりかけ状にするなどの工夫が必要です。
　❸大豆製品は，カルシウムが多いだけではなく，大豆イソフラボンが骨からのカルシウムの流出を防ぐため，積極的にとりましょう。

❸ 野菜の摂取

　緑黄色野菜はカルシウムを多く含むため，緑色の濃い葉野菜を積極的に食事に組み入れます。高齢者にはかみやすいように，加熱時間を長くしたり，切り方を少し短めにするなど配慮しましょう。

*4 牛乳・乳製品の過度の摂取は脂肪の摂取量を増やすのでその際は低脂肪の製品などを利用するとよい。

*5 カルシウムの吸収を助けるビタミンDが，かつおやいわし，さんま，さばなどに多く含まれている。

Ⅳ. 食事計画（献立）の立て方

❶ 献立の立て方

　❶1日のエネルギー量を3食に配分しますが，牛乳・乳製品は単品でも摂取できるので，間食を積極的に組み入れましょう。
　❷主食は，パンを利用すると乳製品が食事に取り入れやすくなりますが，骨粗鬆症の多くが高齢者であるため，嗜好を考慮して調整します。
　❸主菜は魚・大豆製品を積極的に利用しながら，肉・卵のバランスを考えます。また，牛乳・スキムミルク・チーズを利用した料理も加えます。

4 副菜として，緑黄色野菜はカルシウムを多く含むので，より多くしましょう。しかしシュウ酸はカルシウムの吸収を阻害するため，ほうれんそうは多くならないようにします。また，ひじきや切干しだいこんのような海藻や乾物もカルシウムやビタミンDを多く含むため積極的に用います。

　5 食塩は1日8～10gを目安にします。過剰にならないように，調理方法や味付けに配慮します。乳製品を料理に用いると，和風の煮物より少ない食塩量でおいしく食べることができます。

❷ 献立作成のポイント

　対象者の多くが高齢者なので，食べやすい形態，調理方法であることに留意します。

1．調理方法

　魚・大豆製品・野菜などを多く用い，高齢者の嗜好を考慮すると，和食中心の献立になります。ただし，食塩の摂取も高くなりがちなので，油や香辛料を効果的に用いて，食塩の摂取量を控えましょう。

2．味付け

　食塩の過剰摂取はカルシウムの排泄を多くしますので，うす味にします。高齢者の食事では和風の煮物が主体となりがちですが，適宜油を利用したり，乳製品を料理に取り入れることで，うす味でもおいしい料理になります。

Ⅴ. 栄養教育

❶ 基本的考え方

　骨粗鬆症の栄養食事療法の方針を決定するにあたっては，食習慣や生活背景を考慮し，年齢に応じた指導方法を取り入れます。栄養食事療法は長期に及ぶことが多いため，本人が栄養食事療法への十分な理解を持たないと治療効果が得られません。カルシウム摂取には乳製品が一番効果的であることの理解を深めつつ，一方では，状況に応じて運動量を多くすることを勧めます。

❷ 指導のポイント

　カルシウムの補給とたんぱく質性食品のバランスを説明することが指導のポイントです。また，ビタミンDが体内産生されるように，外での適度な運動を勧めたり，寝たきりの人の場合では，室内でも日光浴ができるような工夫をします。小食で食事量が多くならない場合は，カルシウム添加食品やサプリメントを利用します。

食事計画 | 献立例 1　　1,800 kcal

昼食・夕食を魚料理にした，春の食材を用いた献立

朝

献立	1人分材料・分量（目安量）	作り方
チーズトースト（主食）	食パン（4枚切り）90 g トマトソース 40 g プロセスチーズ 30 g	① 食パンは食べやすい大きさに切る。 ② パンにトマトソースをぬり，チーズをのせて，オーブントースターでチーズが溶けるまで焼く。
キャベツサラダ（副菜）	キャベツ 70 g ロースハム 15 g カレー粉 0.5 g マヨネーズ 12 g	① キャベツは，少し柔らかめにゆで短冊切りにする。 ② ①に調味料を入れて，味つけする。 ③ ハムも短冊切りにし，②と混ぜる。
いちご（デザート）	いちご 60 g	① いちごは，洗ってへたを除き，2つに切って，器に盛る。
抹茶ミルク（飲み物）	牛乳 150 g 砂糖 7 g 抹茶 0.3 g	① 抹茶に砂糖を加え，お湯少々で練る。 ② ①に牛乳を加える。ホットにしたい場合は，温めた牛乳を加える。

昼

献立	1人分材料・分量（目安量）	作り方
いわし蒲焼き丼（主食）	ごはん 200 g いわし 60 g 小麦粉 3 g 油 3 g しょうゆ 4 g みりん 4 g 酒 4 g	① いわしは手開きにし，表面に小麦粉をつける。 ② フライパンに油を入れ，いわしを両面焼く。 ③ 調味料を合わせて，②に加え，煮詰めて照りをつける。 ④ ごはんを丼に盛り，③をのせる。好みで粉さんしょうをかける。
しらすとこんぶの吸い物（汁）	しらす干し 20 g 削り昆布 0.3 g 梅干し 4 g 湯 150 g	① 材料を椀に入れて，お湯を入れる。梅干しをほぐして味を出す。
こまつなの磯辺和え（副菜）	こまつな 80 g 焼きのり 0.5 g しょうゆ 4 g	① こまつなはゆでて，2～3 cmに切る。 ② のりはもみのりにし，①にしょうゆと一緒に和える。
かぶの即席漬（副菜）	かぶ 35 g かぶ・葉 5 g 塩 0.3 g	① かぶは厚めの半月薄切り，葉は小口切りにする。 ② ①に塩を加え，重石もしくはポリ袋で密閉し，30分以上置き，味をなじませる。

間食

献立	1人分材料・分量（目安量）	作り方
オレンジ 草もち	オレンジ 100 g 草もち 70 g	（それぞれ別の皿に盛る。）

骨粗鬆症

献立	1人分材料・分量（目安量）	作り方
夕 ごはん（主食）	ごはん 150 g	
じゃがいもの みそ汁（汁）	油揚げ 6 g じゃがいも 30 g たまねぎ 20 g みそ 12 g だし汁 150 g スキムミルク 10 g	① じゃがいもはいちょう切り，たまねぎは薄切りにする。 ② 油揚げは油抜きをしてから細切りにする。 ③ ①と②をだし汁で煮て，みそを加え，スキムミルクを混ぜる。
まぐろの ユッケ風（主菜）	まぐろ（赤身）45 g うずら卵 8 g 万能ねぎ 2 g しょうゆ 3 g コチジャン 3 g	① 刺身用のまぐろは粗みじん切りに，包丁でたたく。 ② 皿に①のまぐろを盛り，上にうずらの卵を割り入れる。 ③ ②の上に万能ねぎの小口切りを散らし，コチジャンとしょうゆを混ぜた調味料を添える。
ふきと たけのこの 含め煮（副菜）	たけのこ・水煮缶詰 30 g ふき（ゆで）30 g もどししいたけ 15 g 砂糖 5 g 塩 0.3 g しょうゆ 3 g 酒 4 g だし汁 60 g	① ふきは筋を除き 3〜4 cmに切る。 ② 乾しいたけは戻し，一口大にする。たけのこも食べやすい大きさに切る。 ③ だし汁にたけのこ，しいたけを入れ，砂糖，塩，しょうゆの順で味をつける。20 分程度煮る。 ④ 最後にふきを加えて，3 分ほど煮てふきを色よく煮上げる。

● 肉と魚のカルシウム比較

　肉と魚はともに，主に筋肉部分を可食する食品で，栄養成分や調理性は共通する部分が多くあります。しかし，海に生息する魚は，陸上に生息する畜産動物とは異なり，筋肉部分に含まれるカルシウムが多くなっています。小魚のように骨まで食べられる魚はもちろんですが，骨を食べない場合でも，魚は肉よりカルシウム含有量は多いのです。

主な肉と魚のカルシウム含有量の比較（100 g中）

肉	カルシウム（mg）	魚	カルシウム（mg）
鶏肉（もも）	5	まいわし	70
牛肉（かた）	4	かれい	43
豚肉（ロース）	3	たら	32

（五訂増補日本食品標準成分表より）

1日の栄養量

	E(kcal)	P(g)	F(g)	Ca(mg)	食塩(g)
朝	638	25.2	28.9	434	3.3
昼	572	24.2	12.6	255	2.8
夕	440	21.2	4.6	83	3.4
間食	199	3.9	0.4	29	0.0
計	1,848	74.5	46.5	800	9.5

P：F：C　P 16.1　F 22.6　C 61.2　％

食事バランスガイド

主食／副菜／主菜／牛乳・乳製品／果物

「つ」(SV) とはサービング（食事の提供量の単位）の略

食事計画 献立例 1　　1,800 kcal

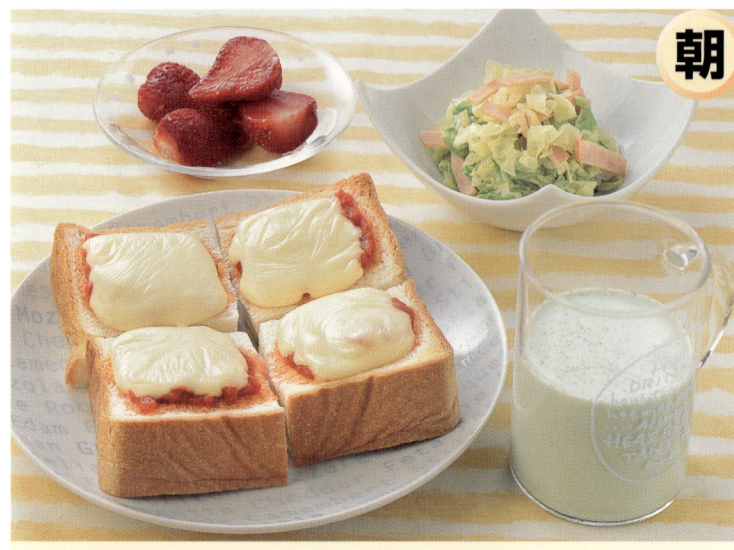

朝

●朝はチーズトーストで，手軽にカルシウムを

主食	チーズトースト *variation*　トースト	
副菜	キャベツサラダ *variation*　ポテトとチーズのオムレツ	*p.61*
デザート	いちご *variation*　ヨーグルトサラダ	*p.63*
飲み物	抹茶ミルク *variation*　アイスココア	*p.64*

	E (kcal)	P (g)	F (g)	Ca (mg)	食塩 (g)
チーズトースト	357	16.0	11.8	222	2.6
キャベツサラダ	132	3.6	11.3	35	0.6
いちご	20	0.5	0.1	10	0.0
抹茶ミルク	128	5.0	5.7	166	0.2

昼

●しらすの吸い物は，簡単でおいしくできます

主食	いわし蒲焼き丼 *variation*　あさり飯　*p.58*
汁	しらすとこんぶの吸い物 *variation*　かきのみぞれ汁　*p.59*
副菜	こまつなの磯辺和え *variation*　ほうれんそうのごま和え
副菜	かぶの即席漬 *variation*　きゅうりの青じそ漬

	E (kcal)	P (g)	F (g)	Ca (mg)	食塩 (g)
いわし蒲焼き丼	522	17.5	12.0	50	0.8
しらすとこんぶの吸い物	27	4.7	0.3	45	1.1
こまつなの磯辺和え	15	1.7	0.2	139	0.6
かぶの即席漬	8	0.3	0.0	21	0.3

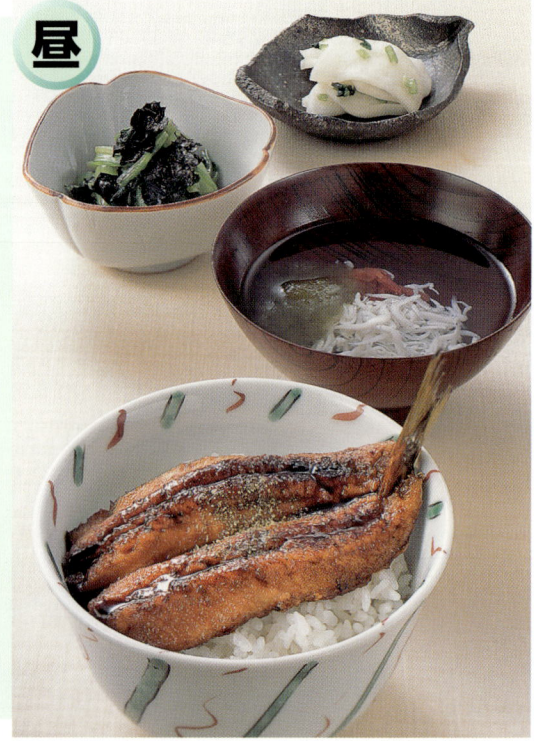

骨粗鬆症

● スキムミルクの入ったみそ汁でカルシウムアップを

主食	ごはん *variation* ピースごはん
汁	じゃがいものみそ汁 *variation* ずいきのかす汁 *p.59*
主菜	まぐろのユッケ風 *variation* わかさぎの南蛮漬 *p.61*
副菜	ふきとたけのこの含め煮 *variation* くうしんさいのオイスターソース炒め *p.62*

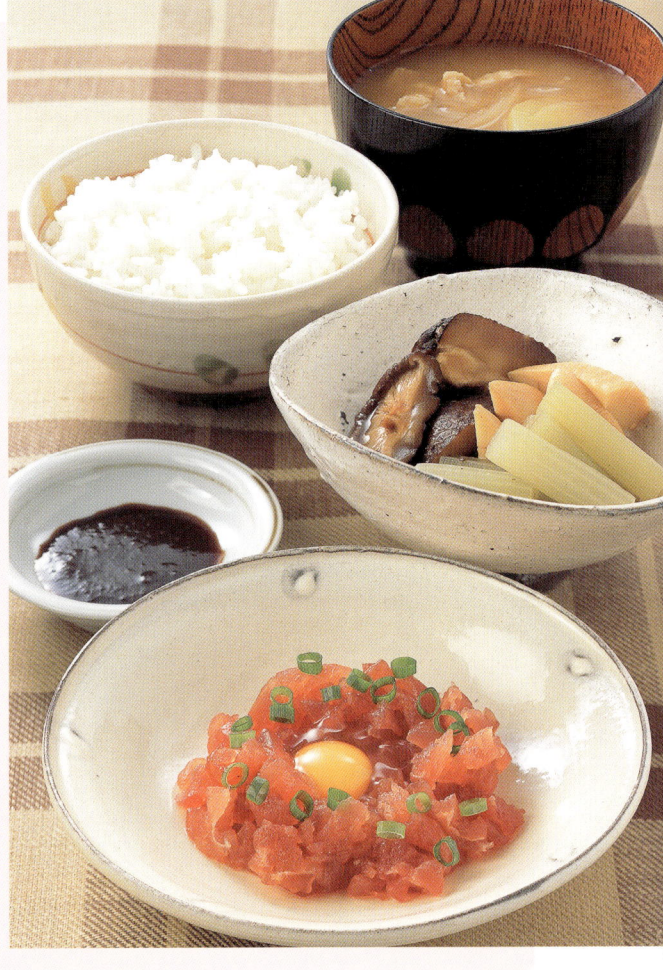

	E (kcal)	P (g)	F (g)	Ca (mg)	食塩 (g)
ごはん	252	3.8	0.5	5	0.0
じゃがいものみそ汁	84	4.4	2.9	48	1.6
まぐろのユッケ風	61	11.2	1.1	11	0.9
ふきとたけのこの含め煮	42	1.8	0.1	19	0.8

● 食品のカルシウム量（常用量あたり）

牛乳（200g）220mg・プレーンヨーグルト（100g）120mg・スキムミルク（12g）12mg・木綿豆腐（100g）120mg・生揚げ（50g）120mg・わかさぎ（40g）180mg・まいわし丸干し（40g）176mg・こまつな（60g）102mg・モロヘイヤ（60g）144mg

間食

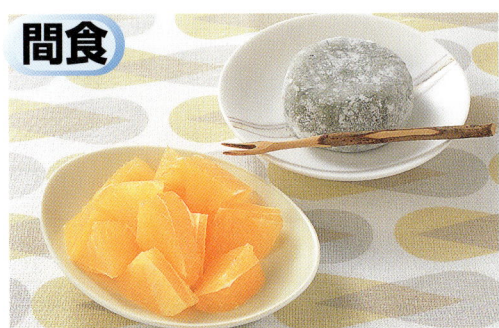

| 間食 | オレンジ
草もち |

	E (kcal)	P (g)	F (g)	Ca (mg)	食塩 (g)
オレンジ	39	1.0	0.1	21	0.0
草もち	160	2.9	0.3	8	0.0

食事計画献立例1

食事計画 ｜ 献立例 2　　1,900 kcal

チーズやスキムミルクを使ってカルシウムをアップした献立

朝

献立	1人分材料・分量（目安量）	作り方
ごはん（主食）	ごはん 150 g	
さといものみそ汁（汁）	さといも 35 g しめじ 10 g みそ 10 g 万能ねぎ 2 g だし汁 130 g	① さといもは皮をむき半月切りにして、だし汁で 15 分煮る。 ② しめじを加えて、みそで味つけする。
さんまの塩焼き（主菜）	さんま 60 g 塩 0.4 g だいこん 40 g しょうゆ 2 g	① さんまに塩をして焼き、だいこんおろしにしょうゆをかけて添える。
ひじきの五目煮（副菜）	ひじき 7 g だいず（ゆで） 15 g にんじん 10 g さつま揚げ 15 g もどししいたけ 10 g だし汁 40 g しょうゆ 5 g みりん 10 g	① ひじきは水で戻し、戻し汁は捨てる。 ② にんじん、さつま揚げは短冊に、戻したしいたけはせん切りにする。 ③ ①、②にだし汁、しいたけの戻し汁、みりんを加え 5 分煮てから、しょうゆを加え 10 分煮る。 ④ さらに汁気がなくなりにんじんが軟らかくなるまで煮る。
ヨーグルト（デザート）	ヨーグルト（加糖） 90 g	

昼

献立	1人分材料・分量（目安量）	作り方
かき揚げうどん（主食）	うどん（ゆで） 200 g しゅんぎく 20 g れんこん 15 g さくらえび 3 g スキムミルク 5 g てんぷら粉 25 g 水 50 g 油 10 g かけ汁 　しょうゆ 6 g 　みりん 6 g 　だし汁 200 g 長ねぎ 3 g	① しゅんぎくは 5 cm に、れんこんは薄切りのいちょう切りにする。 ② ボウルに①とさくらえびを入れ、混ぜておく。てんぷら粉、スキムミルクを混ぜて、水で衣のかたさを調整する。 ③ 鍋に油を熱し、一人前かき揚げ 3 枚位になるように、小さめのかき揚げにし、ゆっくり時間をかけてカラッと揚げる。 ④ かけ汁は、だしをとり、調味料で味つけする。 ⑤ ゆでうどんを温めなおし、かき揚げをのせ、かけ汁をかけて、最後にねぎの薄切りをのせる。
トマトサラダ（副菜）	トマト 60 g モッツアレラチーズ 20 g きゅうり 20 g フレンチドレッシング 12 g	① トマトは湯むきをし、大きめのサイコロ切りにする。 ② きゅうりは、フォークですじをつけてから 5 mm の輪切りにする。 ③ モッツアレラチーズもトマト・きゅうりと同じ位の大きさに切る。 ④ 材料をボウルで合わせ、ドレッシングで味つけする。
ぶどう（デザート）	ぶどう 60 g	

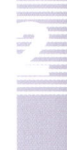

献立	1人分材料・分量（目安量）	作り方
夕 ごはん（主食）	ごはん 200 g	
かき卵汁（汁）	卵 25 g だし汁 150 g かたくり粉 2 g 切りみつば 0.5 g 塩 0.6 g しょうゆ 1 g	①だし汁に調味をし，水溶きかたくり粉で汁に濃度をつける。 ②①を沸騰させ，溶き卵を穴お玉を用いて汁に加えてかき玉にする。 ③②に小口切りにした，みつばを加え，火を止める。
牛肉の三色巻き（主菜）	牛肉（かた） 60 g 　　こしょう（少々） にんじん 15 g さやいんげん 15 g プロセスチーズ 15 g 小麦粉 3 g 油 4 g 中濃ソース 7 g ケチャップ 7 g サラダな 5 g	①にんじんは5mm角程度の棒状に切り，さやいんげんと一緒に軟らかくゆでておく。 ②チーズも①の野菜と同じような大きさに棒状に切る。 ③牛肉の薄切りを広げ，こしょうで下味をし，①とチーズを芯にして巻く。表面に小麦粉をつける。 ④フライパンを熱し油を入れ，③の巻口を下にして焼く。中心の肉まで十分に加熱する。 ⑤一口大に切り，サラダなを下に敷いて，盛りつける。 ⑥中濃ソースとケチャップを合わせて，ソースにし，⑤にかける。
なすの煮浸し（副菜）	なす 80 g 干しえび 4 g 中華だし 50 g しょうゆ 4 g 砂糖 1 g	①なすは半分に切り，皮側に斜めに切り目を入れる。 ②干しえびは戻しておく。 ③鍋に中華だし，戻した干しえび，戻し汁，調味料を入れ沸騰させて，なすを加え15分ほど加熱した後，冷めるまでそのままにして中まで味をしみ込ませる。

献立	1人分材料・分量（目安量）	作り方
間食 バナナヨーグルト	バナナ 60 g プレーンヨーグルト 40 g	①バナナは斜め輪切りにし，器に盛り，上からヨーグルトをかける。

1日の栄養量

	E(kcal)	P(g)	F(g)	Ca(mg)	食塩(g)
朝	647	27.7	18.3	283	3.7
昼	597	15.6	21.5	214	2.8
夕	623	28.6	14.1	442	2.9
間食	76	2.1	1.3	52	0.0
計	1,944	74.0	55.2	991	9.5

P：F：C　P 15.2　F 25.6　C 59.2　％

食事バランスガイド

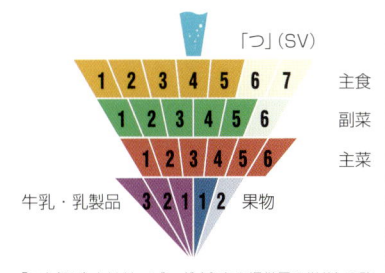

「つ」(SV) とはサービング（食事の提供量の単位）の略

食事計画 | 献立例 2　　1,900 kcal

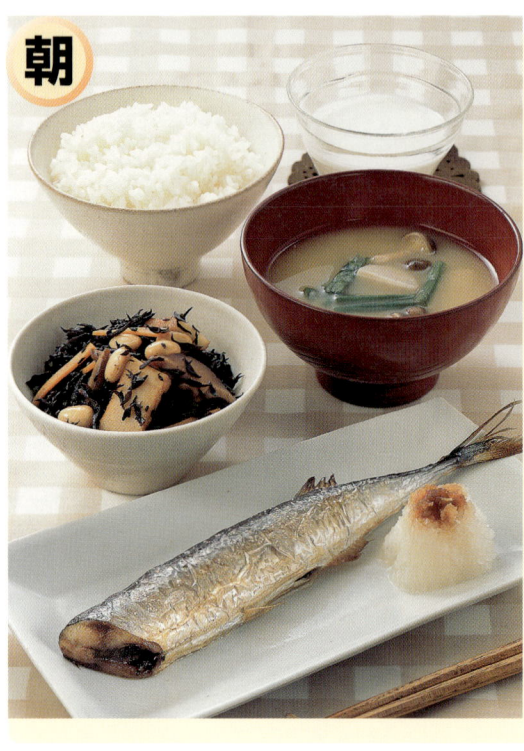

朝

●カルシウムの多いひじきは常備菜にしておくと便利です

- 主食　ごはん
- 汁　さといものみそ汁
  - variation　かぼちゃのみそ汁
- 主菜　さんまの塩焼き
  - variation　さんまの梅煮　p.60
- 副菜　ひじきの五目煮
  - variation　切干しだいこんとあさり煮　p.62
- デザート　ヨーグルト
  - variation　ラッシー　p.64

	E (kcal)	P (g)	F (g)	Ca (mg)	食塩 (g)
ごはん	252	3.8	0.5	5	0.0
さといものみそ汁	46	2.7	0.8	18	1.4
さんまの塩焼き	195	11.4	14.8	29	0.9
ひじきの五目煮	94	5.9	2.1	123	1.3
ヨーグルト	60	3.9	0.2	108	0.2

昼

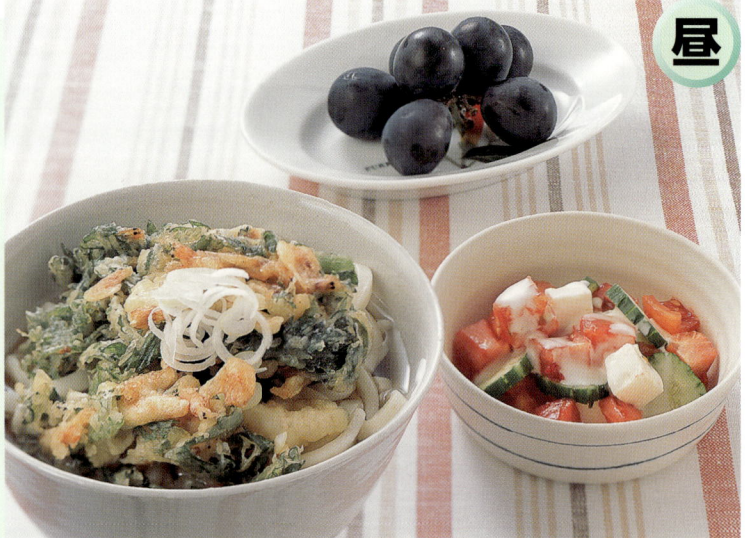

●かき揚げにスキムミルクを使ってこくもプラス

- 主食　かき揚げうどん
  - variation　納豆チャーハン　p.58
- 副菜　トマトサラダ
  - variation　キャベツサラダ　p.46
- デザート　ぶどう
  - variation　りんご

	E(kcal)	P(g)	F(g)	Ca(mg)	食塩(g)
かき揚げうどん	437	10.9	11.4	109	2.0
トマトサラダ	125	4.5	10.0	102	0.8
ぶどう	35	0.2	0.1	4	0.0

骨粗鬆症

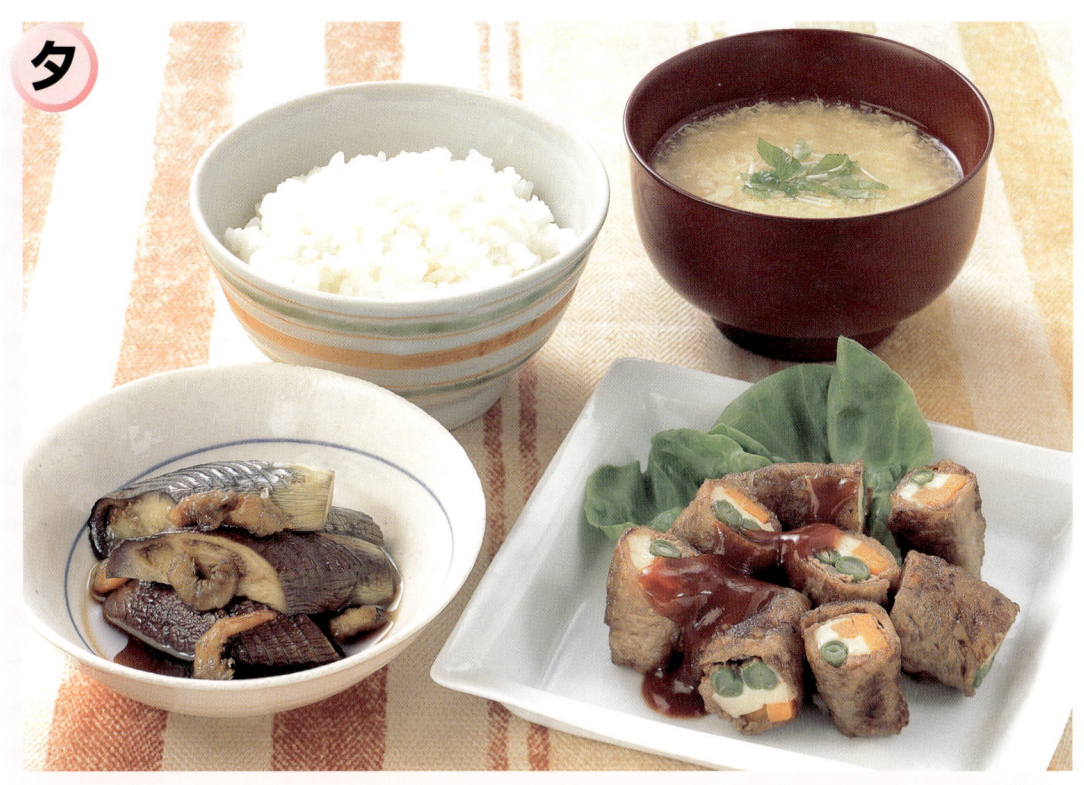

● 干しえびはカルシウムも味もアップさせます

	E (kcal)	P (g)	F (g)	Ca (mg)	食塩 (g)
ごはん	336	5.0	0.6	6	0.0
かき卵汁	48	3.6	2.6	18	1.0
牛肉の三色巻き	204	16.5	10.8	117	1.1
なすの煮浸し	35	3.5	0.2	301	0.8

主食　ごはん
　　　variation　麦ごはん

汁　　かき卵汁
　　　variation　かきのみぞれ汁　*p.59*

主菜　牛肉の三色巻き
　　　variation　豚肉のチーズフライ　*p.60*

副菜　なすの煮浸し
　　　variation　かぶと油揚げの煮浸し

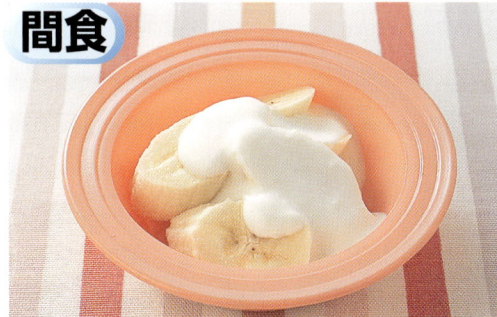

間食　バナナヨーグルト

	E (kcal)	P (g)	F (g)	Ca (mg)	食塩 (g)
バナナヨーグルト	76	2.1	1.3	52	0.0

食事計画 | 献立例 3　　1,900 kcal

朝食・夕食を和食，昼食を洋食にした冬の食材を用いた献立

朝

献立	1人分材料・分量（目安量）	作り方
ごはん（主食）	ごはん 200 g	
にらと厚揚げのみそ汁（汁）	にら 15 g 厚揚げ 40 g 赤みそ 10 g だし汁 120 g	① にらは 5 cmに切る。厚揚げは短冊に切る。 ② だし汁に①を加え，みそを加える。
しらす納豆（主菜）	納豆 40 g しらす干し 15 g しょうゆ 3 g 和からし（少々）	① 納豆にしらす干しを加え，しょうゆとからしで味つけする。
油揚げとこまつなの煮浸し（副菜）	こまつな 70 g 油揚げ 15 g さつま揚げ 15 g しょうゆ 5 g みりん 3 g だし汁 30 g	① こまつなは根の砂をしっかり洗い落とし，3～4 cmに切る。 ② 油揚げは油抜きをし，さつま揚げとともに短冊に切る。 ③ 鍋にだし汁，しょうゆ，みりん，①，②を加え，ふたをして，5～6分煮る。 　（煮過ぎると，色が悪くなるので注意。）

昼

献立	1人分材料・分量（目安量）	作り方
ロールパン（主食）	ロールパン 60 g	
クリームシチュー（主菜）	鶏肉（むね，皮なし）40 g たまねぎ 30 g にんじん 20 g じゃがいも 50 g ブロッコリー 30 g 油 4 g 小麦粉 4 g 洋風だし 50 g 牛乳 150 g 塩 1 g	① 鶏肉は，一口大，にんじん，じゃがいも，たまねぎはいちょう切りにする。ブロッコリーは小房に分ける。 ② 鍋に油を入れ，たまねぎを炒める。 ③ ②ににんじん，じゃがいもを加え炒め，小麦粉を振り入れる。 ④ ③に洋風だしを入れて，小麦粉をよく溶かす。 ⑤ 半分の牛乳も加えて，15分程度煮る。 ⑥ 残りの牛乳，ブロッコリーを加えて，塩で味つけする。
りんごのサラダ（副菜）	りんご 50 g レタス 20 g サウザンアイランドドレッシング 12 g クルミ 3 g	① りんごは少し皮を残してむき，いちょう切りにする。 ② レタスは一口大にちぎる。 ③ ①②をドレッシングでよく和えて盛る。 ④ 上に，スライスしたクルミをかける。
紅茶（飲み物）	紅茶 120 g	

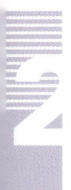

骨粗鬆症

献立	1人分材料・分量（目安量）	作り方
夕 じゃこと青菜の混ぜごはん（主食）	ごはん 150 g だいこん葉 20 g しらす干し 15 g 酒 4 g しょうゆ 3 g	① だいこん葉はゆでて，みじん切りにする。 ② しらす干しをからいりし，①を加え，調味する。 ③ ごはんに②を加え，混ぜる。
さばの幽庵焼き（主菜）	さば 70 g 　しょうゆ 4 g 　みりん 4 g 　酒 4 g だいこん 30 g	① さばは調味料に漬けて，30分以上置く。 ② ①を焼く。 ③ だいこんをおろして，②に添える。
はくさいの中華和え（副菜）	はくさい 70 g かに風味かまぼこ 15 g さくらえび 2 g ごま油 2 g しょうゆ 2 g ラー油（少々）	① はくさいはゆでて，短冊切りにする。 ② ①に半分に切ったかに風味かまぼことさくらえびを混ぜ，ごま油，しょうゆ，ラー油で味つけする。

献立	1人分材料・分量（目安量）	作り方
間食 さつまいものメープルかけ	さつまいも 100 g バター 2 g メープルシロップ 8 g	① さつまいもは皮ごと蒸し，1 cmの輪切りにする。 ② バターで焼き目をつけてから皿に盛り，メープルシロップをかける。
ホットミルク	牛乳 150 g	

● 牛乳を使った料理のポイント

牛乳は，カルシウムを多く含む食品であり，そのまま飲むだけではなく，シチューなどの料理にもたっぷり使いたいものですが，料理に使う場合以下の点に気をつけましょう。

1. 酸で凝固する：野菜に含まれる有機酸で牛乳中のカゼインが酸凝固します。汁に少し濃度を付けた後か，最後の仕上げ時に加えましょう。
2. 熱で皮膜ができる：アルブミンが熱によって凝固しますので，牛乳を加えたら沸騰させないようにします。
3. 吹きこぼれやすい：たんぱく質や，脂質などの固形成分を含みますので，水より粘度が高く，吹きこぼれやすくなります。火加減に気をつけて。

1日の栄養量

	E(kcal)	P(g)	F(g)	Ca(mg)	食塩(g)
朝	621	28.0	15.8	368	3.5
昼	556	24.5	23.1	240	2.6
夕	508	29.2	11.8	229	3.1
間食	268	6.2	7.5	211	0.2
計	1,952	87.8	58.2	1,048	9.4

P：F：C　P 18.0　F 26.8　C 55.2　％

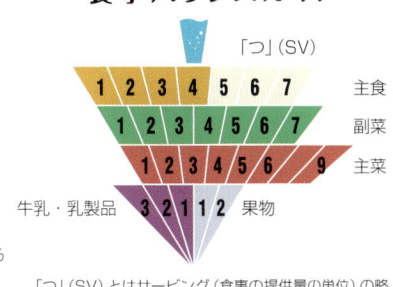

食事バランスガイド

主食 1 2 3 4 5 6 7
副菜 1 2 3 4 5 6 7
主菜 1 2 3 4 5 6 9
牛乳・乳製品 3 2 1 1 2 果物

「つ」(SV)とはサービング（食事の提供量の単位）の略

食事計画献立例3

食事計画｜献立例 3　　　1,900 kcal

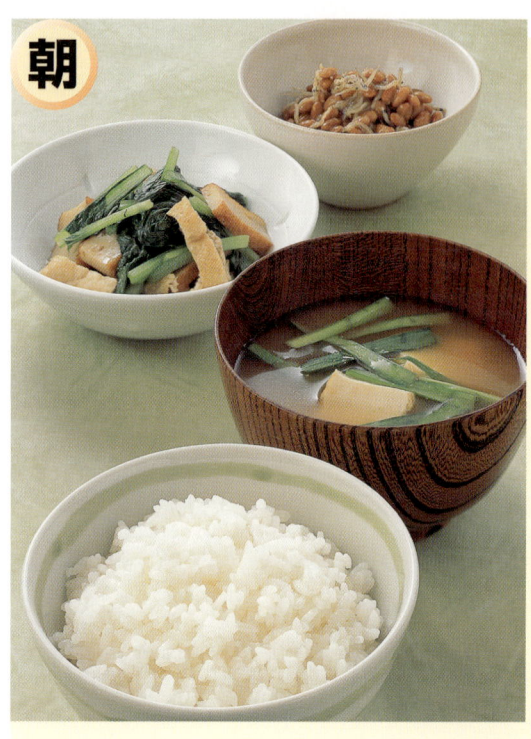

朝

● カルシウムが豊富な緑黄色野菜をたっぷりと

- 主食　ごはん
- 汁　　にらと厚揚げのみそ汁
  variation　さといもとねぎのみそ汁
- 主菜　しらす納豆
  variation　カルシウムふりかけ　*p.64*
- 副菜　油揚げとこまつなの煮浸し
  variation　ひじきの五目煮　*p.50*

	E (kcal)	P (g)	F (g)	Ca (mg)	食塩 (g)
ごはん	336	5.0	0.6	6	0.0
にらと厚揚げのみそ汁	85	6.4	5.2	119	1.4
しらす納豆	99	10.3	4.2	68	1.1
油揚げとこまつなの煮浸し	100	6.3	5.7	175	1.0

昼

● クリームシチューはおいしい牛乳料理の定番です

- 主食　ロールパン
  variation　きのこリゾット　*p.58*
- 主菜　クリームシチュー
  variation　クラムチャウダー　*p.59*
- 副菜　りんごのサラダ
  variation　ヨーグルトサラダ　*p.63*
- 飲み物　紅茶
  variation　アイスココア　*p.64*

	E(kcal)	P(g)	F(g)	Ca(mg)	食塩(g)
ロールパン	190	6.1	5.4	26	0.7
クリームシチュー	265	17.4	10.6	195	1.5
りんごのサラダ	100	0.9	7.1	17	0.4
紅茶	1	0.1	0.0	1	0.0

骨粗鬆症

夕

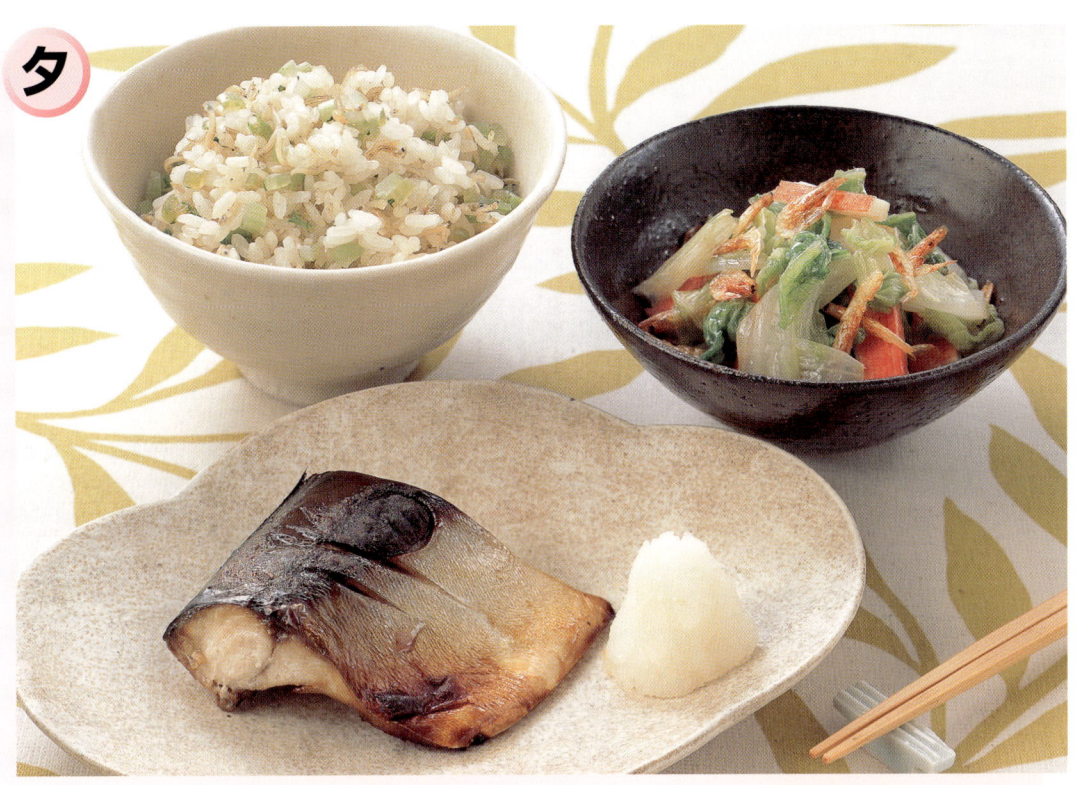

● さくらえび・かにかまで旬のはくさいをたっぷりと

主食	じゃこと青菜の混ぜごはん *variation* あさり飯 p.58
主菜	さばの幽庵焼き *variation* さばのみそ煮
副菜	はくさいの中華和え *variation* くうしんさいのオイスターソース炒め p.62

	E (kcal)	P (g)	F (g)	Ca (mg)	食塩 (g)
じゃこと青菜の混ぜごはん	294	10.5	1.0	135	1.4
さばの幽庵焼き	164	15.0	8.5	15	0.9
はくさいの中華和え	50	3.7	2.3	79	0.8

間食

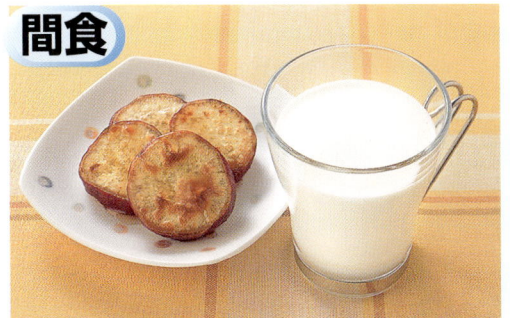

間食	さつまいものメープルかけ ホットミルク

	E (kcal)	P (g)	F (g)	Ca (mg)	食塩 (g)
さつまいものメープルかけ	167	1.2	1.8	46	0.0
ホットミルク	101	5.0	5.7	165	0.2

食事計画献立例3

組合せ料理例

主食

きのこリゾット

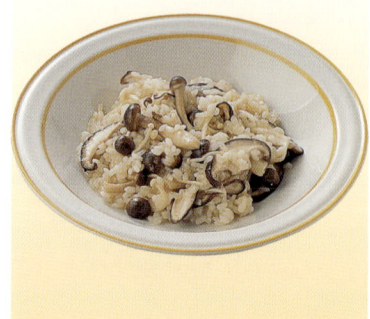

材料・分量（目安量）

米	60 g	生しいたけ	20 g
バター	4 g	洋風だし	150 g
たまねぎ	15 g	パルメザンチーズ	10 g
えのきたけ	30 g	塩	0.8 g
しめじ	30 g	こしょう	（少々）

作り方
① たまねぎはみじん切り。しいたけは薄切り，えのきたけは半分に切っておく。しめじは石づきを取ってほぐす。
② 鍋にバターを入れ，たまねぎを炒めたら，米を入れてさらに炒める。
③ ②に洋風だしを100 g加えて混ぜる。
④ ③に残りの洋風だしを加えながら，米を煮る。
⑤ 最後にきのこを加え，加熱したら，チーズ，塩，こしょうで味つけする。

● リゾットは水分が少ないので焦がさないように。チーズはたっぷりと。

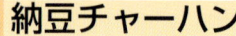

E(kcal)	P(g)	F(g)	Ca(mg)	食塩(g)
321	12.4	7.2	145	2.0

納豆チャーハン

材料・分量（目安量）

ごはん	150 g	万能ねぎ	5 g
卵	25 g	油	5 g
納豆	25 g	しょうゆ	6 g
しらす干し	15 g		

作り方
① 万能ねぎは小口切りにする。
② フライパンに油を入れ，卵を炒めて，取り出しておく。
③ ②に納豆，しらす干しを入れて炒めて，温めたごはんを加える。
④ ③に②と①を加えて，炒め，最後にしょうゆで味つけする。

● 納豆としらす干しでカルシウムに加えて，ビタミンD・Kを補強します。

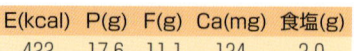

E(kcal)	P(g)	F(g)	Ca(mg)	食塩(g)
422	17.6	11.1	124	2.0

あさり飯

材料・分量（目安量）

米	70 g	しょうゆ	4 g
ごぼう	10 g	酒	4 g
しょうが	2 g	水	100 g
あさり（むき身）	30 g		

作り方
① ごぼうはささがき，しょうがはせん切りにする。
② あさりは水100 g，調味料で下ゆでした後，こし分ける。
③ 米に，②の汁と水で水加減し，①を加えて炊飯する。
④ 蒸らしになったら，②のあさりを釜に入れる。

● あさりの煮汁でごはんを炊き上げ，後からあさりを加えるのがポイントです。

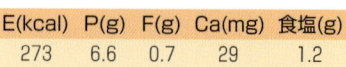

E(kcal)	P(g)	F(g)	Ca(mg)	食塩(g)
273	6.6	0.7	29	1.2

ずいきのかす汁

材料・分量（目安量）

干しずいき戻し	30 g	みそ	12 g
にんじん	15 g	酒かす	15 g
じゃがいも	20 g	だし汁	150 g
長ねぎ	5 g		

作り方
① ずいきは水に戻し，4cm長さに切る。
② にんじん，じゃがいもは拍子木切りにする。
③ だし汁で①，②を加熱する。みそと酒かすで味つけする。最後に小口切りのねぎを加える。
● カルシウム豊富なずいきは，さといもや八頭の茎です。乾物は1年中利用できます。

E(kcal)	P(g)	F(g)	Ca(mg)	食塩(g)
86	4.8	1.0	63	1.7

クラムチャウダー

材料・分量（目安量）

じゃがいも	20 g	ホールコーン（缶）	10 g	洋風だし	100 g
にんじん	15 g	バター	4 g	牛乳	100 g
たまねぎ	15 g	小麦粉	5 g	塩	0.7 g
あさり（水煮缶詰）	30 g				

作り方
① 野菜は1cm位の色紙切りにする。
② バターでたまねぎを炒めて，にんじん，じゃがいもを加える。
③ 小麦粉を振り入れて炒めたら，洋風だしを加え煮る。にんじんがやわらかくなったら，あさり，コーン，牛乳を加え，塩で味を調える。
● あさりの缶詰は，貝類をいつでも手軽に使えるので料理に活用しましょう。

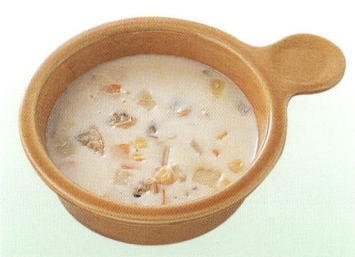

E(kcal)	P(g)	F(g)	Ca(mg)	食塩(g)
190	11.9	7.9	158	1.7

簡単コーンスープ

材料・分量（目安量）

クリームコーン（缶）	50 g	固形コンソメ	1 g
牛乳	120 g	塩	0.3 g

作り方
① コーンは万能こし器で皮をこし除く。
② ①と牛乳，固形コンソメを鍋に入れて沸騰させる。
③ 塩で味を調える。
● 水を使わず牛乳のみで作る簡単スープ。パン食に添えて。

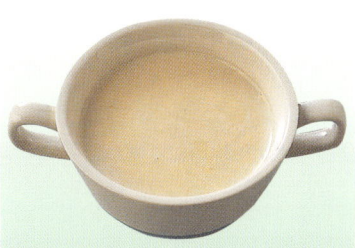

E(kcal)	P(g)	F(g)	Ca(mg)	食塩(g)
125	4.9	4.9	133	1.2

かきのみぞれ汁

材料・分量（目安量）

かき	60 g	昆布だし汁	120 g
かたくり粉	2 g	塩	0.7 g
だいこん	45 g	しょうゆ	1 g
糸みつば	1.5 g	酒	4 g

作り方
① かきにかたくり粉をつける。
② だいこんはおろし，みつばは切っておく。
③ だし汁を沸騰させ，①を入れる。
④ ③を調味した後，だいこんおろしを加え，火を止めてからみつばを加える。
● かきにかたくり粉を付けて煮ることで，口当たりを滑らかにします。

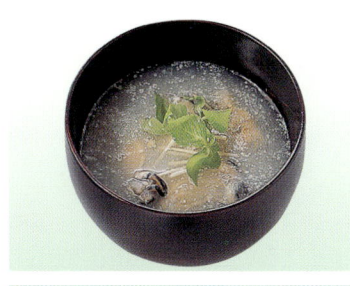

E(kcal)	P(g)	F(g)	Ca(mg)	食塩(g)
61	4.4	0.9	68	1.9

組合せ料理例

組合せ料理例

主菜

さんまの梅煮

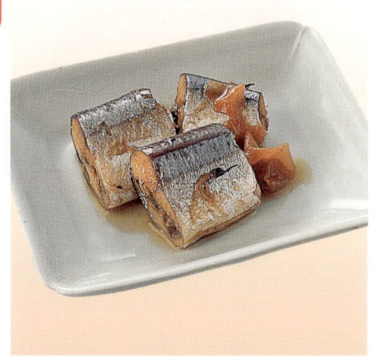

材料・分量（目安量）

さんま	70 g	しょうゆ	5 g
梅酒	20 g	みりん	8 g
梅干し	5 g		

作り方

① さんまは3cm位の筒切りにし，内臓を除く。
② 鍋に①と梅干し，梅酒，調味料・水50gを入れ，落としぶたをして30分ほど弱火で煮る。

E(kcal)	P(g)	F(g)	Ca(mg)	食塩(g)
281	13.4	17.2	26	1.3

● 梅干しの酸で，さんまの骨も軟らかくなり食べやすくなります。

豚肉のチーズフライ

材料・分量（目安量）

豚肉（ロース）	70 g	パン粉	10 g
塩	0.3 g	油	8 g
こしょう	（少々）	キャベツ	40 g
スライスチーズ	25 g	レモン	15 g
小麦粉	8 g	中濃ソース	7 g
卵	10 g		

作り方

① 豚肉はしょうが焼き用の薄切りを用い，塩・こしょうで下味をつける。
② ①にスライスチーズをはさむ。
③ ②にフライの衣（小麦粉・卵・パン粉）をつけて揚げる。
④ 食べやすい大きさに切って，皿に盛る。
⑤ せん切りキャベツとくし切りレモンを添える。
⑥ ソースをかける。

E(kcal)	P(g)	F(g)	Ca(mg)	食塩(g)
442	22.9	29.8	201	1.6

● 薄切り肉でチーズを挟むことで，肉も軟らかくカルシウムもアップ。

シーフードとほうれんそうのパプリカ風味マヨネーズ焼き

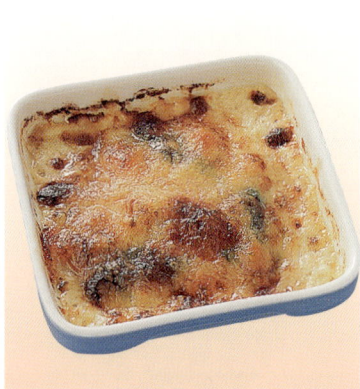

材料・分量（目安量）

ほうれんそう	40 g	牛乳	30 g
シーフードミックス	50 g	パプリカ	（少々）
たまねぎ	10 g	塩	0.7 g
油	4 g	こしょう	（少々）
マヨネーズ	25 g	エメンタールチーズ	30 g

作り方

① ほうれんそうはゆでて，4cm位に切る。
② たまねぎは薄切りにする。
③ フライパンに油を入れ，たまねぎを炒めて，シーフードを加えて炒める。
④ ③に塩・こしょうをして味をつける。
⑤ マヨネーズ，牛乳，パプリカを混ぜてソースを作る。
⑥ ④を耐熱容器に入れ，⑤とチーズをかける。
⑦ オーブンで焼き目がつくまで，焼く。

E(kcal)	P(g)	F(g)	Ca(mg)	食塩(g)
417	19.7	34.5	432	1.9

● 手軽なマヨネーズですが，ホワイトソースに変えるとカロリーダウンできます。

大豆カレー

材料・分量（目安量）

ゆでだいず	60 g	油	4 g
豚肉（ひき肉）	30 g	カレールウ	20 g
たまねぎ	40 g		
にんじん	35 g		

作り方
① たまねぎ，にんじんは粗みじん切りにする。
② たまねぎ，にんじんを油で炒め，さらに豚肉を炒める。
③ 水100gとゆでだいずを加えて，15分程度，弱火で煮る。
④ カレールウを加えて味をつける。

●たっぷり大豆で，カルシウムとイソフラボンを補強しましょう。

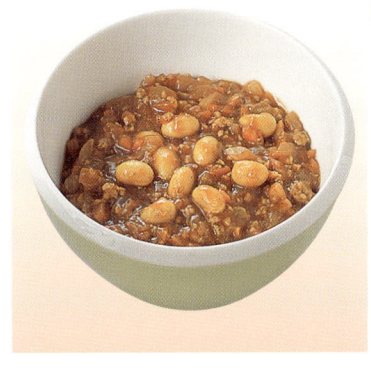

E(kcal)	P(g)	F(g)	Ca(mg)	食塩(g)
341	17.1	20.8	80	2.2

わかさぎの南蛮漬

材料・分量（目安量）

わかさぎ	60 g	だし汁	15 g
かたくり粉	5 g	酢	10 g
油	6 g	しょうゆ	6 g
長ねぎ	15 g	砂糖	2 g
		レタス	30 g

（だし汁・酢・しょうゆ・砂糖＝A）

作り方
① わかさぎはかたくり粉をつけて，唐揚げにする。
② ねぎは3cmに切り，網で焼く。
③ Aを合わせて，沸騰させた後，①②を入れて漬ける。
④ レタスはせん切りにして，皿に盛り，③をのせる。

●わかさぎは骨ごと食べられる魚の代表です。しっかり揚げて骨を軟らかくします。

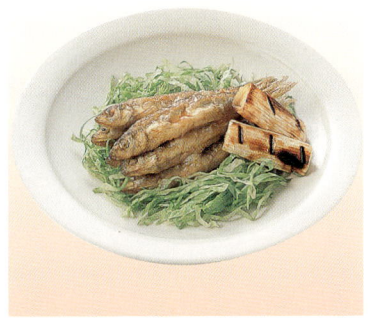

E(kcal)	P(g)	F(g)	Ca(mg)	食塩(g)
143	9.5	7.1	283	1.2

ポテトとチーズのオムレツ

材料・分量（目安量）

じゃがいも	80 g	卵	75 g
ロースハム	20 g	塩	1 g
たまねぎ	30 g	油	3 g
エメンタールチーズ	15 g		

作り方
① じゃがいもは皮ごとゆでてからいちょう切りにする。
② ハムは色紙切り，たまねぎはせん切りにする。
③ 油でたまねぎを炒めて，ハム，じゃがいもを加え，塩で味をつける。
④ 卵にチーズを混ぜて，③に加え，オープンオムレツにする。
⑤ 一度返して，両面焼く。放射状に切って盛りつける。

●ボリュームのある1品なので，パンを付ければ1食になります。

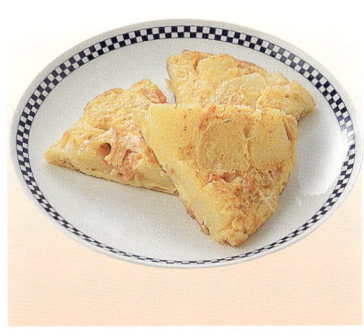

E(kcal)	P(g)	F(g)	Ca(mg)	食塩(g)
316	18.2	18.7	229	2.0

組合せ料理例

副菜

くうしんさいのオイスターソース炒め

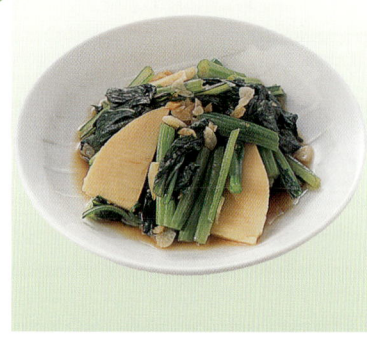

材料・分量（目安量）

くうしんさい	100 g	ごま油	3 g
干しえび	2 g	酒	5 g
たけのこ（水煮缶詰）	15 g	オイスターソース	5 g
にんにく	2 g	しょうゆ	3 g

作り方

① くうしんさいは3cmに切る。
② 干しえびは水に戻しておく。
③ たけのこは薄切り，にんにくは粗みじん切りにする。
④ ごま油で，にんにくを炒めた後，他の材料を炒める。
⑤ くうしんさいに火が通ったら，合わせ調味料で味つけする。

E(kcal)	P(g)	F(g)	Ca(mg)	食塩(g)
68	4.3	3.2	221	1.2

● 緑黄色野菜はカルシウムが豊富です。干しえびでさらにこくとカルシウムを。

切干しだいこんとあさり煮

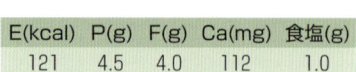

材料・分量（目安量）

切干しだいこん	15 g	酒	5 g
にんじん	10 g	しょうゆ	5 g
油揚げ	5 g	砂糖	4 g
あさり・缶詰	10 g	油	2 g
だし汁	50 g		

作り方

① 切干しだいこんは，洗ってから3倍量の水に10分程度漬けて戻す。
② にんじん，油揚げは短冊切りにする。
③ にんじんを油で炒め，油揚げと絞った切干しだいこんを入れる。
④ ③にだし汁，切干しだいこんの戻し汁（30 g），調味料，あさりを加え，15分程度煮る。

E(kcal)	P(g)	F(g)	Ca(mg)	食塩(g)
121	4.5	4.0	112	1.0

● 切干しだいこんにはあさりのうま味がよく合います。あさり缶詰を使った手軽なメニューです。

じゃがいものグラタン

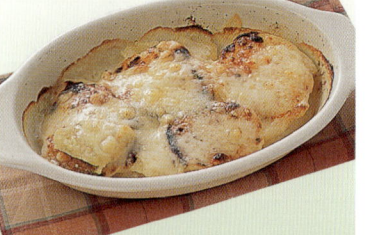

材料・分量（目安量）

じゃがいも	120 g	塩	0.5 g
牛乳	100 g	エメンタールチーズ	20 g
バター	5 g		

作り方

① じゃがいもは皮をむいて，5mm程度の薄切りにする。
② ①を，牛乳，バターで煮て，塩で味つけする。
③ じゃがいもが煮えたら，耐熱容器に移し，チーズをかけて焼く。

E(kcal)	P(g)	F(g)	Ca(mg)	食塩(g)
281	10.7	14.7	354	1.0

● じゃがいものでんぷんが牛乳に濃度を付けるので，ホワイトソース不要です。

ヨーグルトサラダ

材料・分量（目安量）

バナナ	40 g	プレーンヨーグルト	90 g
りんご	25 g		
もも（缶詰）	15 g		

作り方
① バナナは輪切り，りんご，ももは一口大に切る。
② ①をヨーグルトで和える。

●ヨーグルトが苦手でも，果物を加えてデザートに。

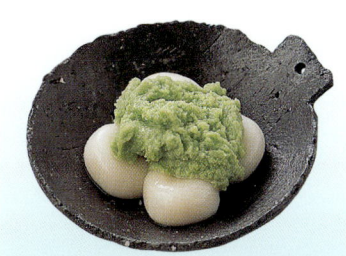

E(kcal)	P(g)	F(g)	Ca(mg)	食塩(g)
116	3.8	2.8	112	0.1

ずんだ白玉

材料・分量（目安量）

白玉粉	20 g	砂糖	6 g
スキムミルク	8 g	塩	0.3 g
えだまめ（冷凍）	20 g		

作り方
① 白玉粉にスキムミルクを混ぜ，同量の水を加えこね，4等分してゆでる。
② えだまめはゆでて，薄皮を除く。
③ ②に砂糖，塩を加え，フードプロセッサーでペーストにする。
④ ①に③を和える。

●えだまめは，大豆同様カルシウムが豊富です。スキムミルクを白玉に練り込みさらにカルシウムをアップ。

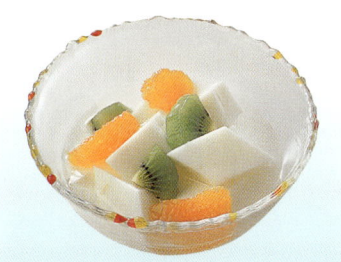

E(kcal)	P(g)	F(g)	Ca(mg)	食塩(g)
131	4.1	1.7	24	0.3

杏仁豆腐

材料・分量（目安量）

牛乳	80 g	水	30 g	砂糖	8 g
砂糖	10 g	みかん缶詰	15 g	水	30 g
粉寒天	0.6 g	キウイ	10 g	レモン汁	2 g

作り方
① 水で粉寒天を煮溶かした後，牛乳・砂糖を加える。
② パットに流し入れ固める。
③ キウイはいちょう切りにする。
④ ②は菱形に切り，果物と合わせる。
⑤ 砂糖8gを水30gで煮溶かし，冷めたらレモン汁を加え，④にかける。
●粉寒天は，必ず水で煮溶かしてから牛乳を加えましょう。

E(kcal)	P(g)	F(g)	Ca(mg)	食塩(g)
138	2.8	3.1	93	0.1

にら焼き

材料・分量（目安量）

小麦粉	30 g	しらす干し	15 g
卵	15 g	みそ	4 g
牛乳	30 g	油	4 g
にら	50 g		

作り方
① にらは1cmに切る。油以外の材料をボウルで混ぜる。
② ①を4等分し，油で両面をカリッと焼く。

●しらす干しの入ったにら焼きは，牛乳で溶いて栄養たっぷりのおやつです。

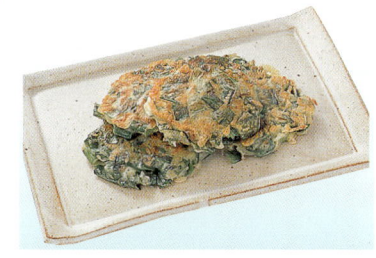

E(kcal)	P(g)	F(g)	Ca(mg)	食塩(g)
239	12.7	8.1	154	1.6

デザート・間食

組合せ料理例

組合せ料理例

飲み物・その他

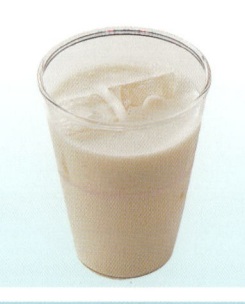

E(kcal)	P(g)	F(g)	Ca(mg)	食塩(g)
110	3.9	3.9	113	0.1

バナナミルク

材料・分量（目安量）
牛乳　　　100 g
バナナ　　 50 g

作り方
① ミキサーに牛乳，バナナを入れジュースにする。

● バナナの甘味で砂糖は不要です。牛乳が苦手の方にも大丈夫。

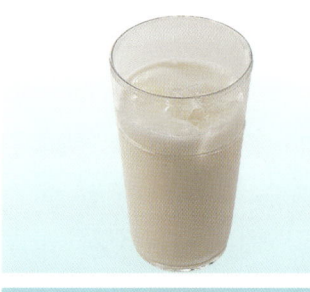

E(kcal)	P(g)	F(g)	Ca(mg)	食塩(g)
146	6.2	6.1	207	0.2

ラッシー

材料・分量（目安量）
牛乳　　　　　　　　90 g　　　はちみつ　　10 g
プレーンヨーグルト　90 g

作り方
① 材料をすべて合わせてよく混ぜ，グラスに氷と一緒に入れる。

● 爽やかなラッシーは，カレーとの相性が抜群です。食事の飲み物にも。

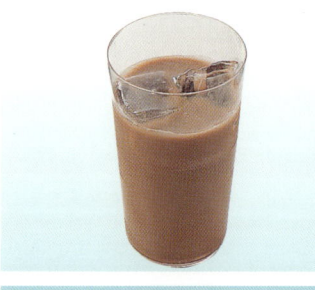

E(kcal)	P(g)	F(g)	Ca(mg)	食塩(g)
174	6.8	7.9	179	0.2

アイスココア

材料・分量（目安量）
牛乳　　150 g　　　砂糖　　12 g
ココア　 10 g

作り方
① ココアは砂糖と少量の水を加えて火にかけ，よく練って，ペースト状にする。
② 牛乳を少しずつ加えて混ぜる。

● ココアは砂糖と水でまずペーストを作るのが基本です。牛乳を加えホットでも。

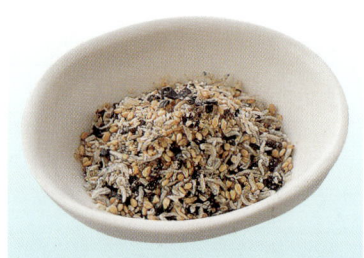

E(kcal)	P(g)	F(g)	Ca(mg)	食塩(g)
63	7.4	3.2	144	1.4

カルシウムふりかけ

材料・分量（目安量）
しらす干し　15 g　　　塩昆布　　2 g
いりごま　　 5 g

作り方
① 塩昆布はみじん切りにする。
② しらす干し，いりごまはからいりし，①と混ぜる。

● 香ばしくいったごま，しらす干しの自家製ふりかけ。塩昆布がうま味をアップします。

骨粗鬆症

下痢，便秘

下痢，便秘の医学	66
医師：工藤秀機（文京学院大学）

栄養食事療法	70
管理栄養士：松田康子（女子栄養大学）

食事計画｜献立例	76
管理栄養士：松田康子（女子栄養大学）

組合せ料理例	88
管理栄養士：松田康子（女子栄養大学）

下痢，便秘の医学

I．下痢，便秘の概念

❶ 下痢とは

　下痢とは，便の水分量が80％以上に増加し，液状またはそれに近い状態にあるものをいいます。1日の排便回数は問題ではなく，根本的には便の性状が水分を多く含むことが条件になります。通常は便通回数あるいは便量の増加を伴うため，水分及び電解質が必要以上に体外へ排出され，その程度に応じた脱水をきたします。

❷ 下痢の発生機序

　大きく，①吸収障害，②分泌増加，③腸管壁の静水圧上昇，④消化管の運動異常，の4つに分類されます（表1）。

表1　機序の違いによる下痢の分類

機序	具体例
1．吸収障害	
分解酵素の欠損	乳糖不耐症
非吸収性糖類の摂取	ラクツロース，ソルビトール
吸収面積の減少	近位小腸切除
2．分泌増加	
細菌の毒素	感染症腸炎
	コレラ，腸炎ビブリオ，病原性大腸菌，ブドウ球菌
ウイルス	エンテロウイルス感染
下剤	コーラック，ラキサトール
胆汁酸の増加	回腸末端の障害
	腸結核，クローン病，回腸切除
	胆嚢摘出
膵酵素の欠乏	慢性膵炎
ホルモン産生腫瘍	カルシトニン産生腫瘍，ガストリン産生腫瘍，VIP産生腫瘍
消化管の粘膜障害	特発性炎症性腸疾患
	クローン病，潰瘍性大腸炎，感染性腸炎
	赤痢，サルモネラ腸炎，カンピロバクター腸炎，エルシニア腸炎
3．腸管壁の静水圧上昇	門脈圧亢進症
4．消化管の運動異常	
運動の亢進	感染性腸炎，過敏性腸症候群
運動の低下	糖尿病（細菌の異常繁殖）

❸ 便秘とは

大便が長い間，腸管にとどまり，水分が減少して固くなり，排便に困難を伴う状態を便秘といいます。一般的には週2回以下の排便回数になります。有病率は約5％といわれ，加齢とともに増加する傾向があります。幼少年期では男性に，成年以上では女性に多い傾向があります。

❹ 便秘の原因

便秘の原因と具体例を表2に示します。

便秘という場合，通常は機能性の便秘をさします。機能性の便秘は大腸における内容物の通過様式から，①弛緩性（単純性）便秘（38％），②けいれん性便秘（33％），③通過時間が正常であるもの（29％），の3つに分類されます。

表2 便秘の原因による分類

原因	具体例
1）慢性特発性便秘（機能性便秘）	
2）薬剤性便秘	向精神薬，抗けいれん薬，筋弛緩薬，鎮痛薬，利尿薬，抗コリン薬，アヘン
3）代謝・内分泌性の便秘	糖尿病，低カリウム血症，甲状腺機能低下症，副甲状腺機能亢進症
4）神経・筋原性の便秘	ヒルシュスプルング病，脊髄損傷，パーキンソン病，筋ジストロフィ，PSS，皮膚筋炎
5）器質的障害による便秘	大腸の障害：腫瘍，ヘルニア，炎症性の狭窄 直腸の障害：腫瘍，直腸脱，術後狭窄 肛門の障害：肛門狭窄，肛門脱，肛門裂

Ⅱ. 下痢，便秘の検査と診断

❶ 下痢の検査・診断

1 血液検査 血液検査は，病態の把握と基礎疾患をスクリーニングする目的で行います。貧血検査（慢性の出血，ビタミン B_{12}・葉酸の吸収不良をチェック），白血球増多（炎症の存在をチェック），好酸球増多（寄生虫感染をチェック），炎症反応，低たんぱく血症（腸管粘膜の器質的障害をチェック），脱水，電解質異常の有無をチェックします。

2 糞便検査 便の観察，細菌・虫卵検査は全例に行います。血液の混入を確かめ，潜血が陽性であれば腸管の粘膜障害が存在すると考えられます。また，放置した便に油滴があれば，脂肪の吸収障害（慢性膵炎など）が診断できます。炎症性腸疾患を疑う場合や，クローン病，潰瘍性大腸炎との鑑別を目的として便培養が行われます。

3 大腸内視鏡 大腸の粘膜障害を伴う症例に対して行われます。いちばん問題になるのは特発性炎症性腸疾患と，感染性腸炎，アメーバ性大腸炎との鑑別になります。病変の特徴と広がり，炎症の程度を評価し，病変部と正常部の生検組織を病理診断します。

❷ 便秘の検査・診断

1 大腸造影 狭窄，憩室，巨大結腸の有無を検査します。

2 大腸内視鏡 狭窄，憩室の有無を確認するほか，腸管の緊張亢進を見るために特に下行・S状結腸の送気による伸展状況を観察します。

3 結腸通過時間の測定 レントゲンに写るマーカーを服用して，5日後の腹部単純X線写真でマーカーが80％以上滞留している場合は，通過時間の延長ありと判定します。

4 鑑別診断 機能性便秘では弛緩性（単純性）便秘かけいれん性便秘かの鑑別が重要ですが，その鑑別点を表3に示します。

表3　けいれん性便秘と弛緩性（単純性）便秘の鑑別点

	けいれん性便秘	弛緩性便秘
便の性状	兎糞状または軟便	固く太い
粘液	多い	少ない
便秘の状態	間欠的	持続的
便意	多い	少ない
腹痛	あり	なし
胃結腸反射	強い	なし
心理的関与	あり	なし

Ⅲ. 下痢，便秘の治療

❶ 下痢の治療

1 対症療法 下痢の程度に応じて水・電解質を補給します。食事は低残渣・低脂肪食としますが，下痢，腹痛がひどいときや血便を伴うときは絶食

とします。

2 感染性腸炎　ほとんどは1週間以内に自然軽快します。腸内細菌叢の是正に乳酸菌製剤を用いることがあります。強力な止痢薬は除菌を遅延させるので，使用を控えることのほうが多いです。腹痛がひどいときは抗コリン薬を用いますが，特に重症例，小児，高齢者にはそのほかに抗生物質，抗菌薬を投与します。

3 特発性炎症性腸炎　栄養管理が中心となります。増悪期には経管栄養，中心静脈栄養を行います。薬物としてサラゾピリン，メサラジン，ステロイドなどが用いられます。

4 胆汁性下痢（回腸末端の障害，胆嚢摘出後）　止痢薬と収斂薬を用います。

5 慢性膵炎・近位小腸切除に伴う下痢　消化薬を投与し，脂肪の摂取量を徐々に減らしていく治療を行います。

6 胃切除に伴う下痢　腸管運動を抑制する抗セロトニン薬を用います。

7 細菌の異常繁殖に伴う下痢　止痢薬無効例には広域スペクトルムの抗生物質が有効です。盲係蹄症候群や通過障害が原因となっている場合には原因除去のための手術を行うことがあります。

8 過敏性腸症候群　止痢薬，抗コリン薬，抗不安薬などが投与されます。

❷ 便秘の治療

1 機能性以外の便秘では，原疾患に対する治療を行います。

2 弛緩性便秘には，ネオスチグミン系薬剤を使用するほか膨張性下剤を併用します。膨張性下剤は便量の増加と腸管に対する伸展刺激を来し，腸管運動を誘発します。また大腸平滑筋運動を補助する目的でパントテン酸を加えることもあります。なお，浣腸の頻用は直腸伸展による排便運動の誘発を鈍麻させるため好ましくありません。

3 けいれん性便秘の場合，便量を増やす目的で食物繊維の摂取を勧める一方，便を柔らかくするために塩類下剤を用います。本病態の特性から刺激性の下剤は好ましくありません。腹痛を伴うような場合には抗コリン薬を併用することもあります。また精神的ストレス，不安などが背景にある症例には抗不安薬や抗うつ薬の併用も行われます。

4 糖尿病に伴う便秘の場合は刺激性下剤に加えてネオスチグミン系薬剤やシサプリドのような消化管運動調整薬を食前に投与します。

栄養食事療法

Ⅰ．栄養食事療法の考え方

❶ 下痢

1．急性の下痢
　急性の下痢の場合は，発症から治癒までの期間が短いため，庇護食でも栄養低下を招くことはほとんどないので，腸管を刺激するものを除外することが基本となります。
　❶嘔吐，下痢の多い場合の発症初期は絶食とし，十分な水分補給を行います。
　❷流動食から徐々に普通の食事に戻します。
　❸脂質や不溶性食物繊維の多い食品は控えます。

2．慢性の下痢
　慢性の下痢の場合は，顕著な体重減少，貧血，低たんぱく質血症などをきたすことは少なく，治療期間が長期にわたるため，体力保持のために栄養状態に注意します。
　❶易消化性の食事とします。
　❷過度の食事制限は行いません。
　❸十分な栄養補給を行います。

❷ 便秘

　便秘が直接的に栄養状態を悪化させることはありませんが，食事量の不足[*1]が便秘の要因となることもありますので，食事の摂取量，体重の変化などを観察します。
　❶規則正しい食生活とします。
　❷弛緩性便秘，直腸性便秘：便量増大のために十分な水分と食物繊維や催便性（さいべんせい）食品を多く摂取させます。
　❸けいれん性便秘：刺激性の少ない食事とします。

Ⅱ．栄養基準

❶ 下痢
　次頁の栄養基準量によります。

[*1] 女性の便秘では，特に若い人でダイエット指向による極端に少ない食事量が原因のこともあり，食生活・生活習慣の指導も必要である。

表4　栄養基準量

	エネルギー kcal	たんぱく質 g	脂質 g	炭水化物（糖質）g
流動食	600	20	15	95
三分がゆ	900	40	20	140
五分がゆ	1,300	70	30	190
七分がゆ	1,400	75	35	200
全がゆ	1,600	75	40	240
軟菜	1,900	80	40	300

❷ 便秘

栄養基準は健常人と同程度としますが，食物繊維を多めにとるようにします。また，水分や脂質も若干増やすようにします。

Ⅲ．栄養食事療法の進め方

❶ 下痢

1．急性の下痢

１ 段階的な食事の目安[*2]

① 絶食：症状の激しい発症初期は，通常1～3食を絶食とします。重症時は2日まで延長。絶食期間中は十分に水分（湯ざまし，薄い番茶，果汁など）を補給します。

② 流動食：2～3日（おもゆ，くず湯，実なしスープ，りんご汁など）。

③ 三分がゆ食・五分がゆ食：4～5日。

④ 全がゆ食：6～7日。

⑤ 以後，一般常食。

２ 献立・調理のポイント

① 腸を刺激しない食事とします。

② 易消化性で刺激性の少ないもの，低脂質，水溶性食物繊維の多い食品を選択します。

③ 腐敗性下痢（悪臭がはなはだしい）の場合はたんぱく質食品を制限します。

④ 醗酵性下痢（消化・吸収能力の低下により，おもに炭水化物が消化管内で醗酵）の場合は糖質食品や繊維性食品を制限します。

*2 感染性腸炎後，数週～1ヶ月間は，2次性の乳糖不耐症が生じうるとされるので，牛乳・乳製品は少しずつ摂取させて症状をみて対応する。

2．慢性の下痢
献立・調理のポイント
① 腸管の安静のために刺激性の少ない易消化食品を使用し，軟らかく煮る，蒸す，つぶす，裏ごしするなど，消化しやすい調理法を選択します。
② 一般常食にしたあとも，脂質は徐々に増加します。当分の間は，冷たい飲み物，炭酸飲料，アルコール飲料，香辛料などは禁止とします。

3．適した食品，適さない食品
1 適した食品：かゆ，パン，じゃがいも，やまといも，はんぺん，白身魚（かれい，ひらめなど），鶏肉，牛・豚・鶏のひき肉，卵，豆腐，バナナ，メロン，いちご，りんごなど。

2 適さない食品：中華そば，こんにゃく，ごぼう，れんこん，たけのこ，ひじきや昆布などの海藻類，豆類，漬物，パインアップル，梨，冷たい飲み物，炭酸飲料，アルコール飲料，刺激性食品など。

❷ 便秘

1．弛緩性便秘
1 食物繊維の摂取：食物繊維は水分を吸着して便を軟らかくし，便の量を増します。さらに不溶性食物繊維は腸管内で醗酵を受けやすく，大腸を刺激します。

2 水分の摂取：水分は便を軟らかくするために必要です。特に冷水は腸管を刺激し排便を促進します。朝，起床後に飲むことが勧められます。

3 腸管を刺激する食品や調味料・嗜好品を使用する：果物類に含まれる有機酸や香辛料，酢，適度のアルコールおよび炭酸飲料などは，腸管を刺激します。

4 米飯の難消化性でんぷんは食物繊維と同様の働きをします。白米より七分つき米，胚芽米，玄米の食物繊維の量は多くなり，より効果的です。

5 脂質の適量摂取：脂質を構成する脂肪酸に大腸を刺激するものがあります。

6 糖分の多い食品をとると腸管内で醗酵しやすく大腸の運動を高めます。

7 食事量の確保：高齢者など，食事量の過少が便秘の原因になることがあります。

2．けいれん性便秘
腸の緊急亢進を抑制するために刺激性の少ない食事とします。

1 刺激物：香辛料，アルコール，炭酸飲料，酸味の強い食品や飲料は避けます。

2 過熱，過冷の食べ物：過度の冷たいものや熱いものは腸を刺激するので避けます。

表5 食物繊維の種類と含まれる食品

	名称	多く含まれる食品
不溶性食物繊維	セルロース	野菜, 穀類, 豆類, 小麦ふすま
	ヘミセルロース	穀類, 豆類, 小麦ふすま
	ペクチン質	未熟な果物, 野菜
	リグニン	ココア, 小麦ふすま, 豆類
	イヌリン	ごぼう
	キチン	えびやかにの殻
水溶性食物繊維	ペクチン質	熟した果物
	植物ガム（グアーガム）	樹皮, 果樹など
	粘質（マンナン）	植物の種子, 葉, 根など
	海藻多糖類（アルギン酸, ラミナリン, フコイダン）	海藻

3 高繊維・低残渣食：食物繊維の中でも，水溶性食物繊維の多い食品を中心にとるようにします。

4 脂質の摂取：脂質の多い食品も腸を刺激するので控えます。

5 食事量の確保：食事摂取を控えがちになる人がいるので，十分に注意します。

3. 直腸性便秘

摘便，座薬，浣腸などにより便塊を除去したあと，弛緩性便秘に準じた栄養食事療法とします。

Ⅳ. 食事計画（献立）の立て方

急性の下痢以外は日常食を原則とします。急性下痢は，各疾患の対応に従ってください。

便秘，下痢それぞれの症状にあわせたポイントを表6にまとめましたので，献立を立てるときの参考にしてください。また、便秘，下痢それぞれでは規則正しい食事量と時間の確保が大切になることも多く、適度の運動も効果的となります。

1日のエネルギー配分として，朝食：昼食：夕食を1：1～1.5：1～1.5程度になるようにします。間食を考慮する場合は，間食分を100 kcal程度とします。

1 主食（飯類，パン類，めん類など）を決めます。

2 主菜は肉類，魚介類，豆・豆製品，卵が偏らないように配慮して決めます。

❸ 副菜（汁物を含む）は，主菜にあわせて2～3品考えます。その際，主菜と食材料が重ならないように，主に野菜類，きのこ類，海藻類，いも類を使った料理を考えます。また，味が重ならないように配慮し，調理方法（焼く，炒める，揚げる，煮る，和えるなど）により脂質，食塩量などのとり方が変わるので，主菜との組合せで考えます。汁物は食塩量を考慮して具だくさんになるようにします。

❹ デザートで果物類をとるとよいでしょう。

表6　便秘・下痢の献立作成時のポイント

	直腸性便秘	弛緩性便秘	けいれん性便秘	過敏性下痢	非感染性下痢
症状	便意が起こりにくい	便意はあるのになかなか出ない 腹筋の弱い高齢者や女性に多い 腸に刺激を与える	ころころした便が少量しか出ない	ストレスが原因で続く下痢 腸を刺激する食品を避ける	乱れた食生活や疲労が原因の下痢 体調が悪いときや寝冷えなどで体に冷えを感じたときにも起こる
食物繊維	便の量を増やして軟らかくする→食物繊維と水分をたっぷりとる	便の量を増やす→食物繊維と水分をたっぷりとる	便の量を増やして軟らかくする→水溶性食物繊維と水分をたっぷりとる 不溶性食物繊維をとりすぎると腸のけいれんが強まり，症状が悪化するので量を控えたり，細かく刻んだり，軟らかく煮たりする		嘔吐，水様便を伴う場合は，カリウムを含む果汁や野菜スープ（実なし）や湯ざましを頻回に摂取する 腸壁を刺激する食物中の繊維は裏ごして取り除くか，少量の場合は軟らかく調理する
脂質		催便作用のある脂質は多めに摂取する	脂質は腸を刺激するので控える 脂が多く硬い肉や油の多い魚，揚げ物は避ける		脂質は下痢を助長しやすいので避ける
たんぱく質		たんぱく質は脂質含量の多いうなぎ，さばなどを利用し，また油を用いた調理法がよい	卵類や乳類は良質のたんぱく質として適している 豆腐など大豆製品を十分に摂取する	魚肉類は脂肪の少ない消化のよいものを摂取する 豆腐，豆乳は下痢症状に効果的な食品である	
香辛料等・その他		単糖類のブドウ糖や果糖，二糖類のショ糖，乳糖などと，高繊維食を多めに摂取する	香辛料，アルコール，炭酸飲料，酸味の強い食品は避ける 冷たすぎるもの，熱すぎる食物を避ける	アルコール，ことにビール，サイダーなどの炭酸飲料は腸管を刺激して下痢を誘発するので避ける 濃いコーヒー，紅茶も避ける 香辛料は避ける 冷たすぎるもの，熱すぎる食物を避ける	牛乳，アルコール，カフェインを含む飲料，炭酸飲料は避ける 冷たいものは避ける
生活面等	生活のリズムを整える→1日3食をきちんととり，規則正しい生活を心がける	生活のリズムを整える→1日3食をきちんととり，規則正しい生活を心がける	ストレスの解消を心がける	ストレスの解消を心がける	

V. 栄養教育

❶ 下痢

① 規則正しい食生活を送るように指導します。

② 易消化性の,下痢や腹痛を起こさない食事を指導します。

③ 腹部症状の発現によって自身が食事摂取を控えてしまい,低栄養状態になっていることがありますので,その場合は十分な栄養摂取を指導します。

❷ 便秘

1. 弛緩性便秘の場合

① 表6の献立・調理のポイントなどを指導します。

② 水分を十分に補給します。

③ 規則正しい食生活,特に朝食を欠食しないように指導します。

④ 朝食後,決まった時間での排便を,たとえ便意がなくても毎日続けて習慣化させます。

⑤ 下腹部のマッサージや適度な運動を継続するように指導します。

⑥ 薬物に頼らず,栄養食事療法,運動療法を根気強く続けて自然な排便リズムを回復するようアドバイスします。

2. けいれん性便秘の場合

① 表6の献立・調理のポイントなどを指導します。

② 過労,ストレスによることが多いので,運動などは避け,休養を十分とるように指導するとともに,ストレス解消のためのアドバイスを行います。

③ 腹部のマッサージは無効です。

3. 過敏性腸症候群

① 下痢型,便秘型に応じた食事指導を行いますが,重症を除き,過度な食事制限は避け,本質的には心配するほどの疾患でないことへの理解を促して,本人に必要以上の心配や精神的なストレスをかけないようにします。

② 栄養食事療法は長期間継続しないようにし,普通の食事に慣れさせていきます。

③ 規則正しい食生活を送ること,暴飲・暴食をしないよう指導します。

④ 生活習慣の問題点を指摘して矯正するように指導します。

⑤ スポーツ,趣味などによってストレスを発散させることを勧めます。

⑥ 排便を習慣づけるように指導します。

⑦ 腹部の膨満感が強い場合は,食事の際の空気嚥下を注意します。また,喫煙やチューインガムは禁止します。

食事計画 ｜ 献立例 1　　1,800 kcal（弛緩性便秘）

食物繊維を十分にとって，便秘予防を行いましょう

朝

献立	1人分材料・分量（目安量）	作り方
五穀入りごはん 主食	雑穀 10 g 米 60 g 水 105 g	① 米を洗って雑穀を加え分量の水で炊く。
だいこんのみそ汁 汁	だいこん 30 g だいこんの葉 10 g だし汁 150 g みそ 12 g	① だいこんは5cmのせん切りにする。葉の部分は1cm位に刻む。 ② だし汁にだいこんを入れ途中でだいこんの葉も加えて煮る。 ③ みそで調味する。
モロヘイヤの納豆和え 主菜	モロヘイヤの葉先 40 g 納豆 40 g たれ 3 g かつお節 1 g	① モロヘイヤは熱湯でやわらかくゆで，湯をきってみじん切りにする。 ② 納豆はたれを入れてかき混ぜ，さらに①と混ぜ合わせる。 ③ 器に盛ってかつお節をのせる。
ながいもの照り焼き 副菜	ながいも 80 g しょうゆ 3 g 酒 5 g みりん 5 g 油 2 g ブロッコリー 40 g	① ながいもは皮をむいて1.5センチ厚さに切る。 ② フライパンに油を熱し，ながいもを並べて両面こんがりと焼きつける。 ③ 調味料を入れてからめる。 ④ ゆでブロッコリーを添える。

昼

献立	1人分材料・分量（目安量）	作り方
きのこと鶏肉のスパゲッティ 主食	スパゲッティ 60 g 鶏肉（ささ身）50 g エリンギ 20 g 生しいたけ 20 g しめじ 40 g えのきたけ 20 g オリーブ油 5 g 白ワイン 12 g 塩 1.5 g こしょう（少々） 万能ねぎ 3 g	① 鶏肉は一口大のそぎ切りにする。 ② エリンギは薄切り，しいたけは石づきを取って厚めのせん切り，しめじは小房に分け，えのきたけは石づきを取り半分に切る。 ③ フライパンを温め油を入れて鶏肉を焼きつけるように炒め，きのこを入れてさらに炒める。全体に油が回ったら白ワインと調味料で味をつける。 ④ スパゲッティは表示されている時間ゆで，湯をきる。 ⑤ ③の鍋に④とゆで湯少々を入れてからめるように仕上げ，器に盛って小口の万能ねぎを散らす。
豆とトマトのサラダ 副菜	いんげん豆（缶詰）50 g トマト 50 g ドレッシング 　油 5 g 　ワインビネガー 2 g 　塩 0.8 g 　黒こしょう（少々） バジルの葉 1 g	① トマトは一口大に切る。 ② ドレッシングを作り，豆と①を和えて手でちぎったバジルの葉を散らす。
バナナミルク 飲み物	低脂肪牛乳 150 g バナナ 50 g 砂糖 1 g	① すべてミキサーに入れてなめらかになるまで撹拌する。

下痢，便秘

献立	1人分材料・分量（目安量）	作り方
夕　大豆もやしごはん（主食）	米 70 g／水 105 g／大豆もやし 100 g／たれ：しょうゆ 8 g，砂糖 2 g，粉とうがらし（少々），白すりごま 1 g，長ねぎ 2 g	①米は常の通り浸水して，上に洗って水気をよくきった大豆もやしをのせて普通に炊く。炊上がったら全体を混ぜる。 ②ねぎはみじん切りにして，たれの材料をすべて混ぜ合わせて①に添える。 ③食べるときに②をかけてよく混ぜていただく。
わかめの韓国風スープ（汁）	塩蔵わかめ 10 g／長ねぎ 5 g／白ごま 2 g／にんにく 0.5 g／水 180 g／糸とうがらし（少々）／塩 0.4 g／しょうゆ 2 g／こしょう（少々）／ごま油 1 g	①わかめは戻して2～3 cmに切る。長ねぎ，にんにくは粗みじん切りする。 ②鍋に水を入れ沸騰したら①を加えて2～3分煮て調味する。器に盛り白ごまを散らす。（好みで糸とうがらしを加える）
かじきのアーモンド入りパン粉焼き（主菜）	かじきまぐろ 70 g／塩 0.2 g／こしょう（少々）／小麦粉 2 g／卵 4 g／パン粉 2 g／スライスアーモンド 3 g／油 3 g／レタス 40 g／にんじん 10 g／レモン 5 g	①かじきは塩，こしょうで下味をつける。 ②スライスアーモンドは手で少し砕き，パン粉と合わせる。 ③魚に小麦粉をまぶし，溶き卵を通して②を貼りつける。 ④オーブントースターの天板にアルミホイルを敷いて油を薄く塗り，③をのせて油を振って7～8分焼く。 ⑤レタスとにんじんはせん切りにする。 ⑥器に④⑤を盛り，レモンを添える。
切干しだいこん，あさり，こまつなのごまからし和え（副菜）	切干しだいこん 8 g／あさりのむき身 20 g／酒 10 g／こまつな 50 g／A｛すりごま（白）6 g，しょうゆ 4 g，砂糖 2 g，酢 4 g，練がらし 2 g｝	①切干しだいこんは洗って絞り，ひたひたの水で戻し，食べやすく切る。 ②あさりむき身は鍋に入れ，酒を入れて中火で火を通し，別の容器に移す。（火を通し過ぎないようにする。） ③こまつなは2～3分ゆで，水に取って絞り，長さ3 cmに切る。 ④あえ衣Aをすべて合わせて②の汁を小さじ1～2入れてのばす。 ⑤材料をすべて合わせて和える。

献立	1人分材料・分量（目安量）	作り方
間食　寒天とフルーツの黒みつかけ	粉寒天 1.5 g／水 150 g／バナナ 50 g／キウイ 40 g／きな粉 6 g／黒みつ 5 g	①粉寒天は分量の水に振り入れて5分以上置いてふやかしておく。これを火にかけて煮溶かし，適当な大きさの型に流し入れて冷やし固める。 ②果物は食べやすい大きさに切る。 ③①を1 cmのさいの目に切り，②と盛り合わせる。きな粉と黒みつをかける。

1日の栄養量

	E(kcal)	P(g)	F(g)	食物繊維(g) 水溶性	食物繊維(g) 不溶性	食塩(g)
朝	487	20.1	8.3	2.2	7.5	2.4
昼	603	34.0	14.5	1.7	11.5	2.6
夕	607	28.3	18.5	1.3	6.7	3.6
間食	108	3.2	1.5	0.4	1.9	0.0
計	1,805	85.6	42.9	5.7	27.6	8.6

P：F：C　P 19.0　F 21.4　C 59.7　％

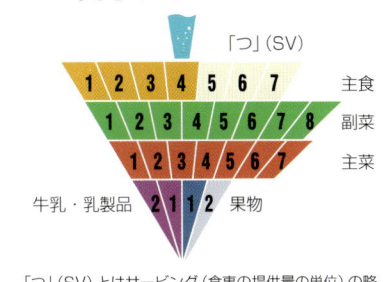

食事バランスガイド

「つ」(SV)とはサービング（食事の提供量の単位）の略

食事計画献立例1

食事計画 | 献立例 1　　1,800 kcal（弛緩性便秘）

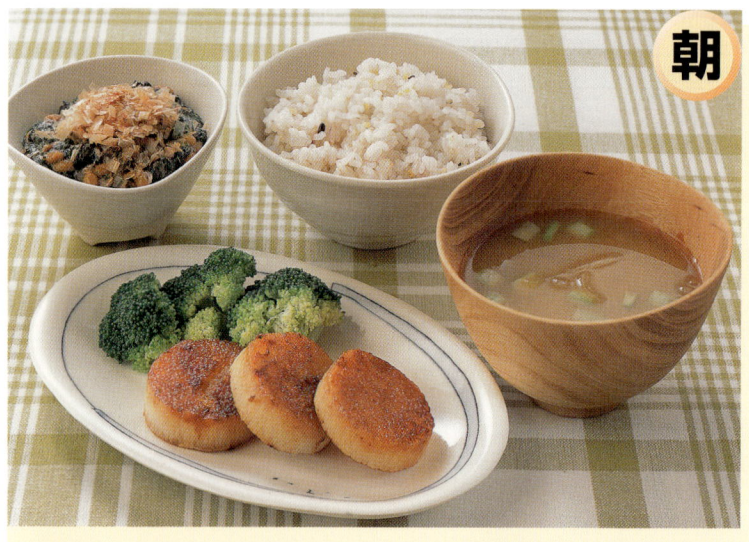

朝

●ごはんに食物繊維たっぷりの五穀米を入れて

主食	五穀入りごはん
汁	だいこんのみそ汁
主菜	モロヘイヤの納豆和え
副菜	ながいもの照り焼き *variation* 切りこんぶとエリンギの炒め物 *p.92*

	E(kcal)	P(g)	F(g)	繊維(g)	食塩(g)
五穀入りごはん	250	4.6	0.9	0.7	0.0
だいこんのみそ汁	34	2.3	0.8	1.4	1.6
モロヘイヤの納豆和え	100	9.4	4.2	5.0	0.2
ながいもの照り焼き	103	3.7	2.4	2.6	0.5

昼

●豆, きのこ, バナナは食物繊維たっぷりの食材です

主食	きのこと鶏肉のスパゲッティー
副菜	豆とトマトのサラダ *variation* 厚揚げとこまつなの煮物 *p.91*
飲み物	バナナミルク

	E(kcal)	P(g)	F(g)	繊維(g)	食塩(g)
きのこと鶏肉のスパゲティー	359	23.1	7.3	5.5	1.5
豆とトマトのサラダ	128	4.6	5.6	7.2	0.8
バナナミルク	116	6.3	1.6	0.6	0.3

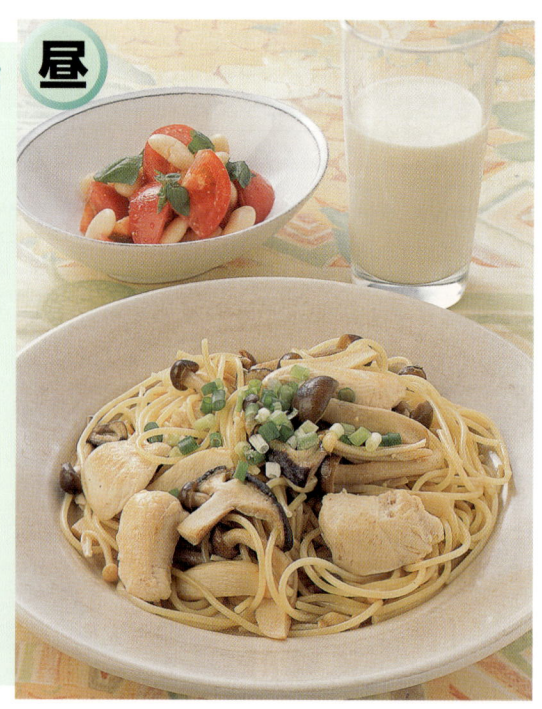

下痢，便秘

夕

● 切干しだいこんだけでなく，アーモンドも食物繊維が多い食材です

主食 大豆もやしごはん
variation 根菜カレー *p.89*

汁 わかめの韓国風スープ
variation 根菜カレー *p.89*

主菜 かじきのアーモンド入りパン粉焼き
variation 根菜カレー *p.89*

副菜 切干しだいこん，あさり，こまつなのごまからし和え
variation フルーツサラダ

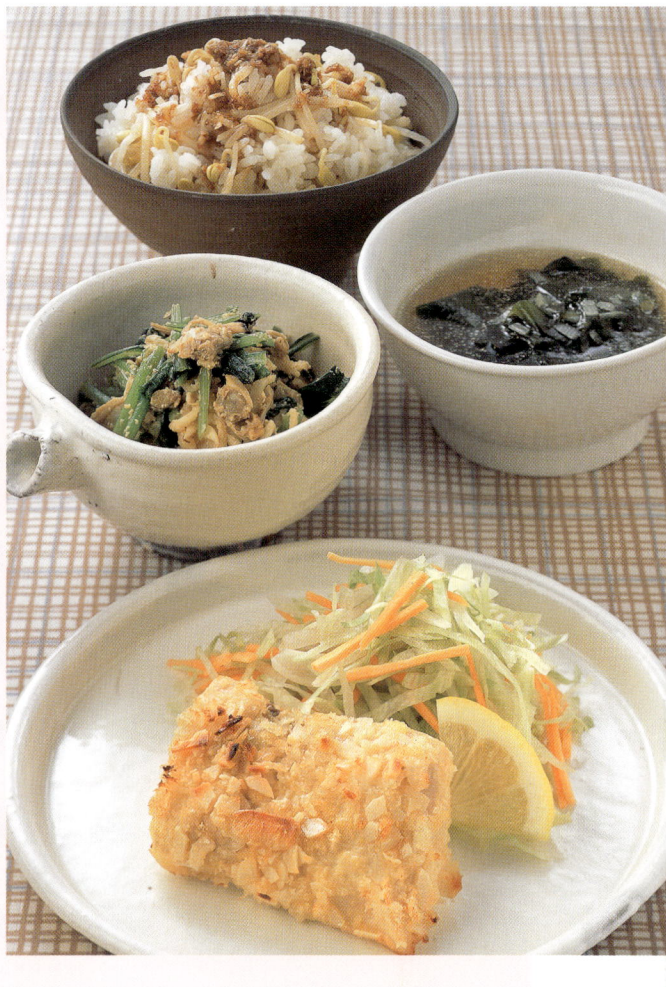

	E (kcal)	P (g)	F (g)	繊維 (g)	食塩 (g)
大豆もやしごはん	306	8.8	2.7	2.8	1.2
わかめの韓国風スープ	26	0.8	2.1	0.7	0.8
かじきのアーモンド入りパン粉焼き	175	14.6	9.9	1.4	0.4
切干しだいこん，あさり，こまつなのごまからし和え	100	4.1	3.7	3.4	1.2

間食

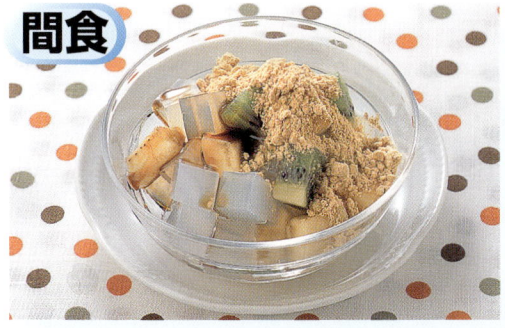

間食 寒天とフルーツの黒みつかけ

	E (kcal)	P (g)	F (g)	繊維 (g)	食塩 (g)
寒天とフルーツの黒みつかけ	108	3.2	1.5	2.4	0.0

食事計画献立例1

食事計画｜献立例 2　1,800 kcal（けいれん性便秘）

けいれん性便秘症では，腸を刺激する不溶性食物繊維は控えます

朝

献立	1人分材料・分量（目安量）	作り方
ごはん（主食）	ごはん 160 g	
なすのみそ汁（汁）	だし汁 150 g なす 30 g カットわかめ 1 g みょうが 3 g みそ 12 g	① なすは半月切り，みょうがは輪切りにする。 ② だし汁に①を入れて加熱してわかめも加える。 ③ みそで調味する。
オクラともやしのいりたまご（主菜）	卵 50 g オクラ 40 g もやし 40 g 油 3 g 塩 0.5 g こしょう（少々）	① オクラは斜め 3～4 つに切る。 ② オクラともやしを炒め，火が通ったら溶き卵を流し入れて大きく混ぜながら，卵に火を通す。塩，こしょうを振って調味をする。
パパイヤと煮豆のヨーグルト（デザート）	パパイヤ 50 g 金時豆の甘煮 30 g プレーンヨーグルト 100 g	① パパイヤは食べやすい大きさに切る。 ② 器に①と豆の甘煮を盛りつけてヨーグルトをかける。

昼

献立	1人分材料・分量（目安量）	作り方
フランスパン（主食）	フランスパン 60 g 無塩バター 10 g	
いさきのアクアパッツァ風（主菜）	いさき 80 g 塩 0.5 g オリーブ油 4 g あさり 10 g ミニトマト 30 g 黒オリーブの実 6 g 水 100 g 塩 0.3 g こしょう（少々） パセリ（少々）	① 魚に塩で下味をする。 ② フライパンにオリーブ油を熱し，魚の両面をカリッと焼く。ここにあさり，黒オリーブ，ミニトマト，水を入れる。 ③ 沸騰したら煮汁をすくって魚にかけながら強火で 4～5 分煮てあさりの口が開いたら塩，こしょうで味を調えてひと煮する。パセリの粗みじんを散らす。
にんじんと糸寒天のサラダヨーグルトドレッシング（副菜）	にんじん 60 g 塩 0.3 g 糸寒天 2 g A｛プレーンヨーグルト 50 g／マヨネーズ 10 g／こしょう（少々）｝ レタス 20 g	① にんじんはせん切りにして塩をしてしばらく置き，水気が出てきたらもんで絞る。 ② 糸寒天は 3 cm くらいに切り，水に浸して戻し，水気を絞る。 ③ A を混ぜ合わせて①②を和える。 ④ 器にレタスを敷いて盛りつける。

献立	1人分材料・分量（目安量）	作り方
夕 ごはん 主食	ごは 200 g	
豆腐となめこ のみぞれ汁 汁	絹ごし豆腐 40 g なめこ 30 g だし汁 150 g 塩 0.5 g しょうゆ 1 g だいこん 20 g 万能ねぎ 2 g	① 豆腐はさいの目に切る。だいこんはおろす。 ② だし汁を火にかけて調味をし，沸騰してきたら豆腐となめこを入れて豆腐が温まるまで煮る。 ③ 器に盛り，だいこんおろしを上にのせ，小口の万能ねぎを散らす。
豚肉と カリフラワー のごま煮 主菜	豚肉（かた薄切り）80 g カリフラワー 80 g 油 3 g 昆布だし汁 100 g 砂糖 3 g しょうゆ 8 g 酒 5 g すり白ごま 3 g	① 豚肉は食べやすい大きさに切る。 ② カリフラワーは小房に分ける。 ③ 鍋に油を入れて温めて①を炒めて②を炒め，だし汁と調味料を入れて沸騰したら弱火にし，ふたをして 10〜12 分ほど煮る。煮上がりにごまを入れて混ぜる。
焼きなすと パプリカの ポン酢かけ 副菜	なす 50 g 赤ピーマン 40 g えだまめ 15 g ポン酢 6 g （しょうゆ，ゆず果汁　各 3 g）	① なすと赤ピーマンはグリル等で皮が黒くなるまで焼き，皮をむいて食べやすい大きさに切る。 ② えだまめはゆでてさやから出す。 ③ ①と②をポン酢で和える。

● 豆の食物繊維と豆の食べ方

豆には食物繊維が豊富に含まれていますが，下記のように食べ方は多様です。
- 野菜として若ざやを食べる：さやいんげん，さやえんどう，スナップえんどう
- 未熟豆を食べる：そらまめ，グリンピース，えだまめ
- 完熟豆を食べる：あずき，いんげん，だいず，えんどう，そらまめなど

豆や豆関連野菜の食物繊維量（g）（100 g中）

食品名	水溶性	不溶性	食品名	水溶性	不溶性
あずきゆで	0.8	11.0	だいずゆで	0.9	6.1
いんげんまめゆで	1.5	11.8	えだまめゆで	0.5	4.1
さやいんげん若ざや	0.3	2.1	きな粉	1.9	15.0
えんどうゆで	0.5	7.2	納豆	2.3	4.4
さやえんどう若ざや	0.3	2.7	ひよこまめゆで	0.5	11.1
そらまめ未熟豆ゆで	0.4	3.6			

（五訂増補日本食品標準成分表より）

1日の栄養量

	E(kcal)	P(g)	F(g)	食物繊維(g) 水溶性	食物繊維(g) 不溶性	食塩(g)
朝	580	19.6	12.8	2.4	4.5	2.8
昼	520	22.8	26.8	1.3	2.5	2.8
夕	701	29.4	21.3	1.3	5.7	2.7
計	1,801	71.8	60.9	5.0	12.7	8.2

P:F:C　P 16.0　F 30.4　C 53.6　%

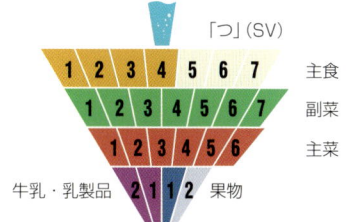

食事バランスガイド

「つ」(SV)とはサービング（食事の提供量の単位）の略

食事計画 献立例 2　1,800kcal（けいれん性便秘）

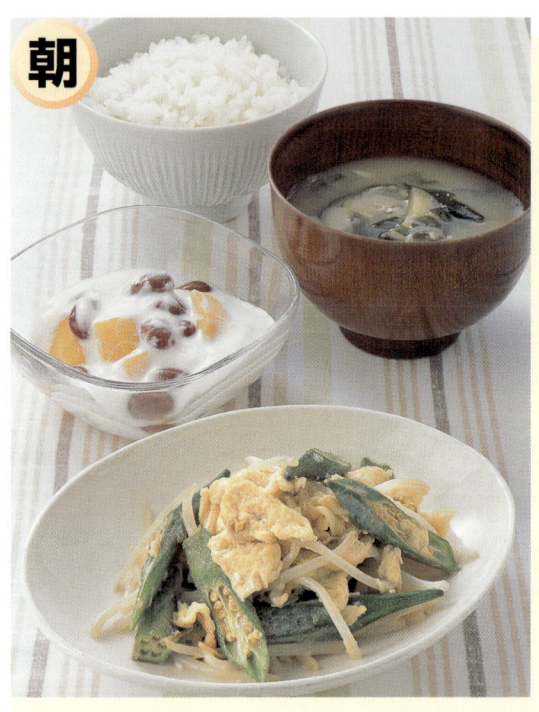

朝

●水溶性食物繊維が豊富なフルーツや煮豆を積極的にとりましょう

主食	ごはん
汁	なすのみそ汁
主菜	オクラともやしのいりたまご *variation*　厚揚げとこまつなの煮物　*p.91*
デザート	パパイヤと煮豆のヨーグルト *variation*　フルーツのヨーグルト和え

	E(kcal)	P(g)	F(g)	繊維(g)	食塩(g)
ごはん	269	4.0	0.5	0.5	0.0
なすのみそ汁	34	2.5	0.8	1.7	1.9
オクラともやしのいりたまご	121	7.8	8.2	2.6	0.7
パパイヤと煮豆のヨーグルト	156	5.3	3.3	2.5	0.2

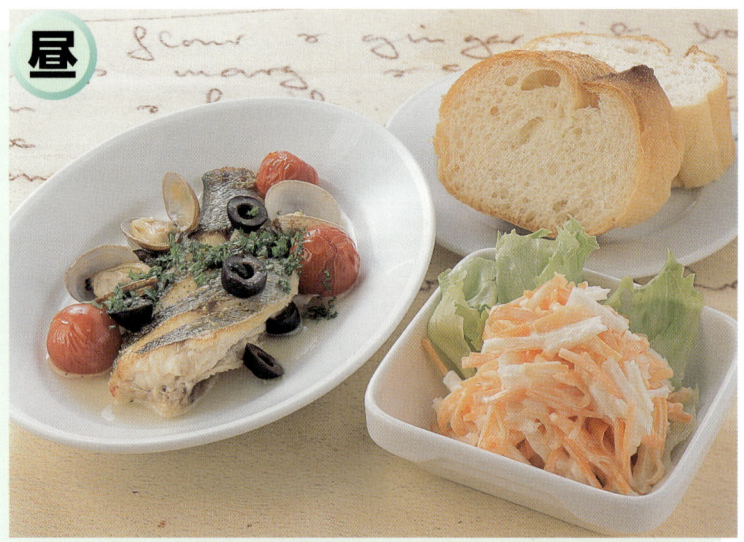

昼

●寒天は少量でも水溶性食物繊維が豊富です。とりすぎに注意します

主食	フランスパン
主菜	いさきのアクアパッツァ風
副菜	にんじんと糸寒天のサラダヨーグルトドレッシング

	E(kcal)	P(g)	F(g)	繊維(g)	食塩(g)
フランスパン	244	5.4	9.1	1.6	1.0
いさきのアクアパッツァ風	150	14.7	8.6	0.4	1.2
にんじんサラダヨーグルトドレッシング	126	2.4	9.1	1.7	0.6

下痢，便秘

● 野菜は加熱したほうが，腸への刺激が少なくてすみます

主食	ごはん
汁	豆腐となめこのみぞれ汁
主菜	豚肉とカリフラワーのごま煮 variation たいとかぶの煮物 p.90
副菜	焼きなすとパプリカのポン酢かけ

	E(kcal)	P(g)	F(g)	繊維(g)	食塩(g)
ごはん	336	5.0	0.6	0.6	0.0
豆腐となめこのみぞれ汁	34	3.1	1.3	1.2	0.8
豚肉とカリフラワーのごま煮	284	18.4	18.4	2.6	1.4
焼きなすとパプリカのポン酢かけ	46	3.0	1.1	2.5	0.4

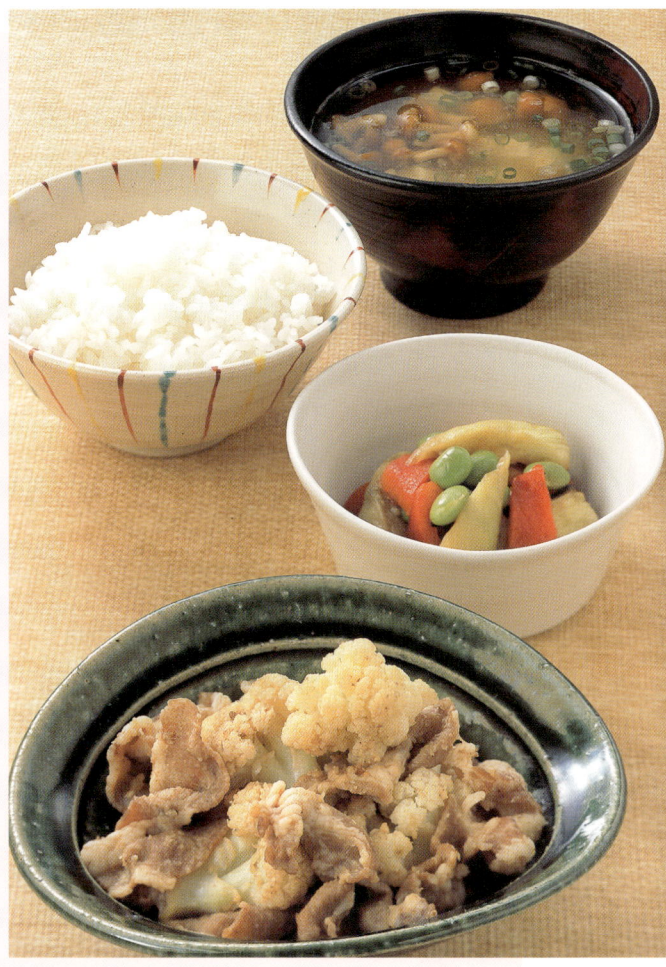

● 料理名の解説

　一般的な料理の名前は，主に使用する材料や調理手法などが使われます。しかし時には，外国の料理名や，その料理固有の名称があり，名前からでは料理が想像できないこともあります。「アクアパッツァ」とは，魚介類をトマトやオリーブとともに「水」で煮込んだイタリアの煮魚料理です。このほか，本巻で取り上げられているもののほか固有料理名を表に示しました。

固有料理名	内容	代表的料理
オランダ	油を使って調理したもの	オランダこんにゃく
みぞれ	だいこんおろしを使用したもの	みぞれ汁
けんちん	豆腐を使用したもの	けんちん焼き
ずんだ	すったえだまめを使用したもの	ずんだもち
じょうよ	やまといものすりおろしを使用したもの	じょうよ蒸し
じぶ煮	かたくり粉を表面に付けた煮物	じぶ煮
ジャーマン	ソーセージ・ベーコン等を使用したドイツ風料理	ジャーマンポテト
マセドアン	材料をサイコロ状に切ること	マセドアンサラダ

食事計画 — 献立例 3　　1,600 kcal（下痢）

下痢のときは消化吸収のよいバランスのとれた献立にします

朝

献立	1人分材料・分量（目安量）	作り方
ロールパンサンド〈主食〉	ロールパン 60 g ツナ（ノンオイル缶詰）20 g マヨネーズ 4 g スモークサーモン 10 g カッテージチーズ 15 g サラダな 10 g	① ロールパンは中央に切り込みを入れる。 ② ツナはほぐしてマヨネーズで和える。 ③ パンにサラダなとツナを詰める。 ④ もう一つにはサラダなとスモークサーモン，カッテージチーズを詰める。
キャベツとたまねぎのトマトスープ〈汁〉	キャベツ 50 g たまねぎ 25 g トマト 25 g 水 150 g 固形コンソメ 1 g 塩 0.6 g こしょう（少々）	① 野菜は1cmサイズに切る。 ② 水に固形コンソメを溶かし，①の野菜を入れて火にかけて軟らかくなるまで煮る。塩，こしょうで味を調える。
ヨーグルト〈デザート〉	ヨーグルト（加糖）100 g	
メロン〈デザート〉	メロン 80 g	① メロンは食べやすい大きさに切り盛りつける。

昼

献立	1人分材料・分量（目安量）	作り方
かきたまうどん〈主食〉	ゆでうどん 200 g 卵 50 g だし汁 200 g しょうゆ 9 g みりん 6 g かたくり粉 3 g 水 10 g 万能ねぎ 3 g しょうが 5 g	① うどんは湯通しをする。 ② 卵は分量のだし汁から小さじ2を入れて溶きのばす。 ③ 鍋にだし汁と調味料を入れて煮立て，水溶きかたくり粉でとろみをつける。 ④ ここに①を入れ，②を回し入れて静かに煮立て，2cmに切った万能ねぎを入れて火を止める。 ⑤ 器に盛り，おろししょうがをのせる。
キャベツのお浸し〈副菜〉	キャベツ 80 g 塩蔵わかめ 10 g しょうゆ 3 g だし汁 15 g 木の芽（適宜）	① キャベツは熱湯で4分やわらかくなるまでゆでてざるにとり，水をさっとかける。1cm幅に切り，水気をしっかり絞っておく。 ② わかめは水で塩抜きして熱湯をさっと通し，食べやすい大きさに切る。 ③ だし汁，しょうゆを合わせる。 ④ キャベツとわかめを合わせ，③をかけ，よく混ぜて器に盛り，あれば木の芽をのせる。
りんごとあんずのコンポート〈デザート〉	りんご 80 g 水 80 g 砂糖 10 g 干しあんず 10 g	① りんごは皮をむいて食べやすい大きさに切る。 ② 鍋に水と砂糖を煮立て，りんごを入れてやわらかくなるまで15分位煮る。 ③ 最後にあんずを入れて少し煮てそのまま冷まして盛りつける。

下痢，便秘

献立	1人分材料・分量（目安量）	作り方
夕 ごはん（主食）	ごはん 160g	
はんぺんとほうれんそうの清し汁（汁）	はんぺん 10g ほうれんそう 20g だし汁 150g 塩 0.5g しょうゆ 2g	① はんぺんは角切りにする。 ② ほうれんそうはゆでて4～5cm長さに切る。 ③ だし汁を火にかけ、①を加えて調味をし、②を入れる。
さわらのみそ焼き（主菜）	さわら 80g 塩 0.2g 酒 10g 西京みそ 10g みりん 6g ゆずの皮（適宜） アスパラガス 30g	① さわらに塩をして酒を振り、15分位置く。 ② みそとみりんを混ぜ合わせ、せん切りにしたゆずの皮を少し残して混ぜる。（ゆずの残りは盛りつけのときに散らす） ③ 魚の水気をふき取り、グリルかオーブントースター（アルミホイルを敷くとよい）で①を皮を下にして5分焼く。 ④ 上面に②を塗って2～3分焼いて火を通す。 ⑤ やわらかくゆでたアスパラガスを添える。
さといものレンジ蒸しあんかけ（副菜）	さといも 100g にんじん 20g だし汁 100g しょうゆ 4g 砂糖 3g かたくり粉 2g 水 5g	① さといもは皮つきのままよく洗い、耐熱の皿などにのせラップをして電子レンジ（600w）で2分～2分30秒加熱をし、皮をむく。輪切りにしたにんじんも電子レンジで1分加熱しておく。 ② だし汁を火にかけて調味をし、水溶きかたくり粉でとろみをつけ、さといもを入れてさっと温めて器に盛る。

献立	1人分材料・分量（目安量）	作り方
間食 低脂肪牛乳 ビスケット	低脂肪牛乳 200g ソフトビスケット 20g	

1日の栄養量

	E(kcal)	P(g)	F(g)	食物繊維(g) 水溶性	食物繊維(g) 不溶性	食塩(g)
朝	385	20.0	10.1	1.1	1.7	2.7
昼	455	15.3	6.3	1.4	4.0	2.9
夕	570	26.2	8.9	1.2	3.7	2.8
間食	196	8.7	7.5	0.2	0.1	0.5
計	1,607	70.3	32.8	3.9	9.5	8.8

P：F：C　P 17.5　F 18.4　C 64.1　％

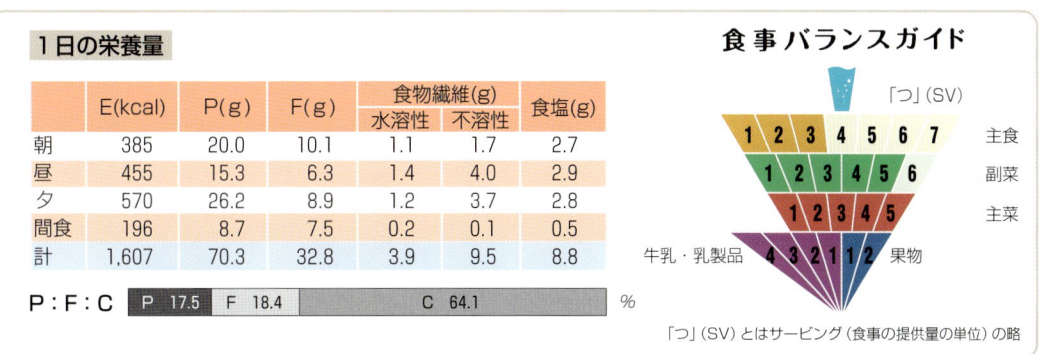

食事バランスガイド

食事計画献立例3

食事計画 献立例 3　　1,600 kcal（下痢）

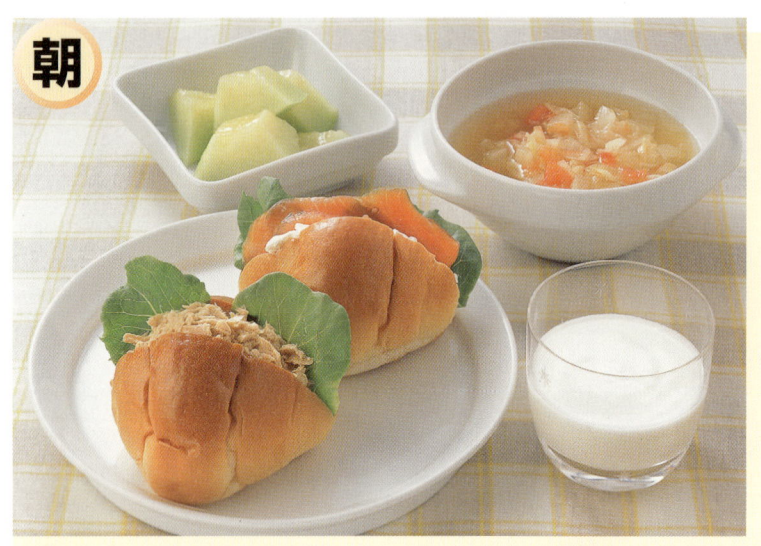

●野菜はスープにすると量もしっかりととることができます

主食	ロールパンサンド
汁	キャベツとたまねぎのトマトスープ
	variation　かぶの豆乳スープ　p.89
デザート	ヨーグルト
デザート	メロン

	E(kcal)	P(g)	F(g)	繊維(g)	食塩(g)
ロールパンサンド	264	14.1	9.7	1.4	1.4
キャベツとたまねぎのトマトスープ	21	0.8	0.1	1.0	1.0
ヨーグルト	67	4.3	0.2	0.0	0.2
メロン	34	0.9	0.1	0.4	0.0

●うどんは消化吸収がよい食材です

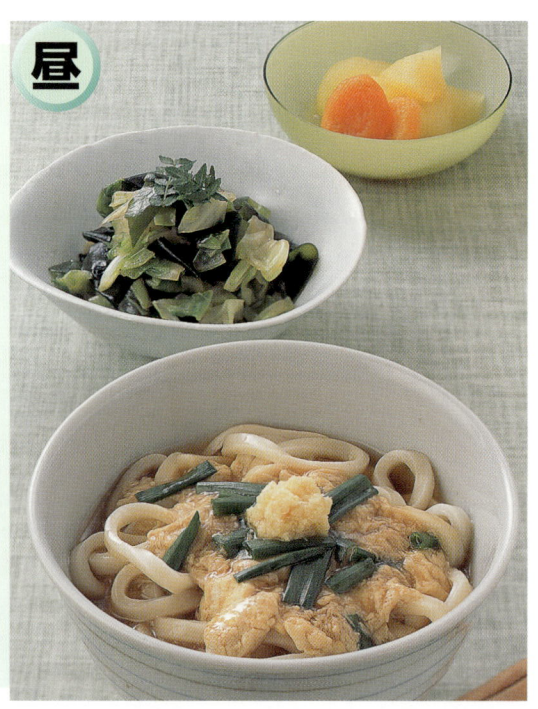

主食	かきたまうどん
副菜	キャベツのお浸し
デザート	りんごとあんずのコンポート
	variation　ベイクドバナナ　p.94

	E(kcal)	P(g)	F(g)	繊維(g)	食塩(g)
かきたまうどん	323	12.8	6.0	1.8	2.3
キャベツのお浸し	22	1.5	0.2	1.7	0.6
りんごとあんずのコンポート	110	1.1	0.1	2.2	0.0

下痢，便秘

- さといもは水溶性食物繊維が豊富です

主食 ごはん

汁 はんぺんとほうれんそうの清し汁

主菜 さわらのみそ焼き
variation 白身魚のじょうよ蒸し *p.91*

副菜 さといものレンジ蒸しあんかけ

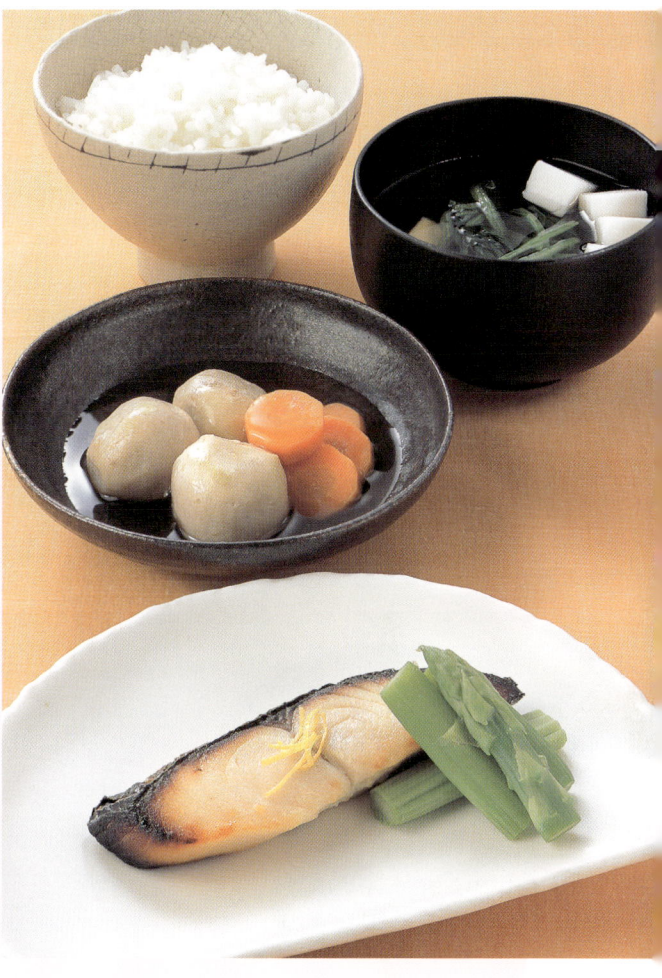

	E (kcal)	P (g)	F (g)	繊維 (g)	食塩 (g)
ごはん	269	4.0	0.5	0.5	0.0
はんぺんとほうれんそうの清し汁	18	2.0	0.2	0.6	1.1
さわらのみそ焼き	195	17.9	8.1	1.1	1.0
さといものレンジ蒸しあんかけ	88	2.2	0.1	2.8	0.7

間食

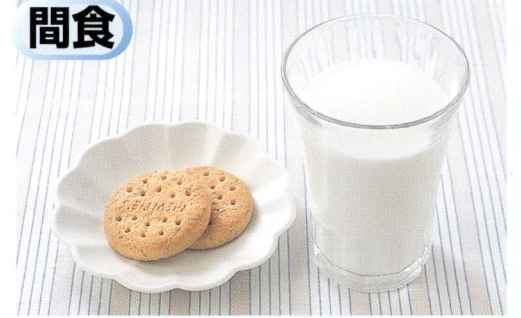

 間食 　低脂肪牛乳
ビスケット

	E (kcal)	P (g)	F (g)	繊維 (g)	食塩 (g)
低脂肪牛乳	92	7.6	2.0	0.0	0.4
ビスケット	104	1.1	5.5	0.3	0.1

組合せ料理例

主食

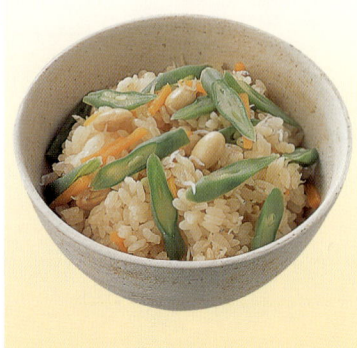

大豆の炊き込みごはん　　便秘

材料・分量（目安量）

米	90 g	しらす干し	10 g
水	130 g	しょうゆ	5 g
大豆水煮缶	20 g	塩	0.8 g
にんじん	15 g	さやいんげん	10 g

作り方
① 米は通常の通り，浸水をする。
② にんじんはせん切りにする。
③ しらす干しはさっと湯をかける。
④ 調味料を入れて混ぜ，上に具をのせて炊く。
⑤ さやいんげんは塩ゆでして斜めに切っておく。
⑥ 器に盛って⑤を散らす。

●水煮の大豆を使うと手軽です。

E(kcal)	P(g)	F(g)	繊維(g)	食塩(g)
378	12.5	2.5	2.4	1.9

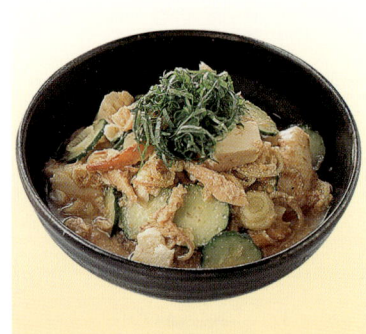

冷や汁　　便秘

材料・分量（目安量）

米	80 g	絹ごし豆腐	50 g
押し麦	10 g	白すりごま	12 g
水	130 g	きゅうり	50 g
あじのひもの	30 g	みょうが	20 g
赤みそ	12 g	青じそ	2 g
だし汁	150 g		

作り方
① ひものは焼いてほぐし，骨をしっかり取り除く。
② 赤みそをアルミ箔に広げてオーブントースター等で少し焦げ目がつく程度に焼く。
③ 豆腐はスプーン等で粗めに崩す。
④ だし汁を温め，①と③を入れてひと煮立ちさせる。ここに②のみそを溶き入れ，氷などで室温まで冷ます。
⑤ すりごまときゅうりの薄切り，輪切りのみょうがを入れて冷たく冷やす。
⑥ 押し麦入りのごはんにかけ，せん切りのしそを散らす。

●宮崎の郷土料理です。

E(kcal)	P(g)	F(g)	繊維(g)	食塩(g)
501	20.0	11.4	4.6	2.3

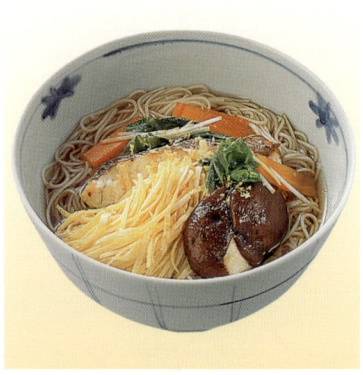

にゅうめん　　下痢

材料・分量（目安量）

そうめん（乾）	70 g	みりん	12 g	生しいたけ	10 g
（ゆでて 200 g）		たい	50 g	にんじん	10 g
だし汁	150 g	塩	0.3 g	切りみつば	2 g
塩	0.8 g	卵	15 g	ゆず	（適宜）
しょうゆ	12 g				

作り方
① そうめんはたっぷりの湯でかためにゆで，洗って水気をきる。
② たいに塩少々をして焼く。たまごは薄く焼いてせん切りにする。
③ しいたけは石づきを切り除いてさっと洗い半分に切る。にんじんは短冊に切る。
④ だし汁とにんじんを火にかけて調味し，しいたけを入れ3～4分煮て火を通し，そうめんを入れて温め，最後に2センチ位に切ったみつばを入れる。器に盛り，たいと卵をのせて汁をはっておろしゆずを振る。

●温かいそうめんもおいしいものです。また胃腸にやさしいです。

E(kcal)	P(g)	F(g)	繊維(g)	食塩(g)
420	21.5	7.8	2.5	3.5

根菜カレー　　便秘

材料・分量（目安量）

米	80g	にんじん	40g
五穀米	15g	しょうが	3g
水	130g	にんにく	2g
豚肉（ひき肉）	70g	油	5g
たまねぎ	50g	カレールウ	20g
だいこん	80g	水	300g
さつまいも	60g	らっきょう甘酢漬	10g

作り方
① 五穀米を入れたごはんを炊く。
② たまねぎはせん切りにする。だいこん，さつまいも，にんじんは乱切りにする。しょうが，にんにくはみじん切りにする。
③ たまねぎをきつね色になるまで炒め，豚肉，しょうが，にんにくも入れて肉の色が変わるまで炒める。
④ 水と野菜を入れて25分煮てカレールウを入れてさらに7～8分煮込む。
⑤ 器にごはんとカレーを盛り，らっきょうを添える。

● 根菜もカレーにして煮込むと食べやすくなります。

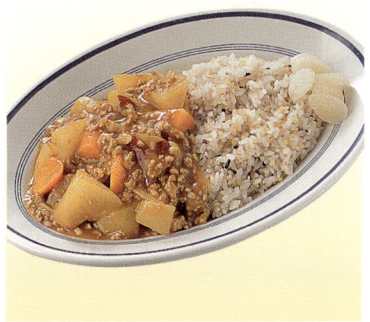

E(kcal)	P(g)	F(g)	繊維(g)	食塩(g)
785	22.7	24.0	6.5	2.5

かぶの豆乳スープ　　下痢

材料・分量（目安量）

かぶ	35g	だし汁	100g
たまねぎ	25g	豆乳	100g
にんじん	20g	みそ	12g
かぶの葉	20g	かたくり粉	1.5g
ベーコン	5g	水	5g

作り方
① かぶはくし型に切り，たまねぎ，にんじん，ベーコンは1.5センチの角切りにする。
② かぶの葉はゆでて2cmに切る。
③ だし汁で①を煮て野菜がやわらかくなったら，みそを溶き入れ，豆乳を加えて煮立ったら水溶きのかたくり粉を入れてとろみをつける。ひと煮立ちしたらかぶの葉を入れる。

● やわらかく煮込んだスープは胃腸への刺激が少ないです。

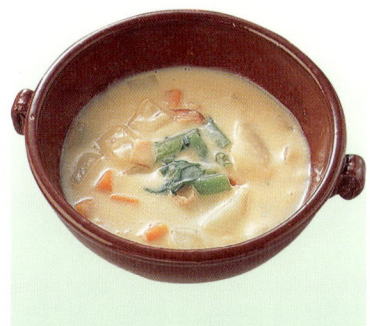

E(kcal)	P(g)	F(g)	繊維(g)	食塩(g)
142	6.7	6.4	2.9	1.8

にんじんスープ　　便秘

材料・分量（目安量）

にんじん	60g	洋風だし	150g
たまねぎ	20g	牛乳	50g
米	6g	塩	0.5g
バター	3g	生クリーム	10g

作り方
① にんじんは少し厚めの輪切りか，半月切りにする。たまねぎは薄切りにする。
② バターでたまねぎを炒め，しんなりしたらにんじんを入れて1～2分炒め，米と洋風だしを入れて強火で煮立たせる。煮立ったらふたをして弱火で10～15分煮て，牛乳を加えてさらに10分煮る。
③ ミニサーにかけてなめらかにする。鍋に戻し，温め，洋風だしを加えて濃度を調節し，味をみて塩味を調える。器に盛り，生クリームをかける。

● 野菜を煮込み，ミキサーにかけたポタージュは食物繊維をしっかりとれます。

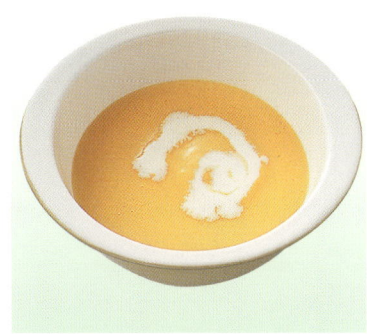

E(kcal)	P(g)	F(g)	繊維(g)	食塩(g)
159	4.7	9.0	1.9	1.4

組合せ料理例

組合せ料理例

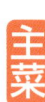

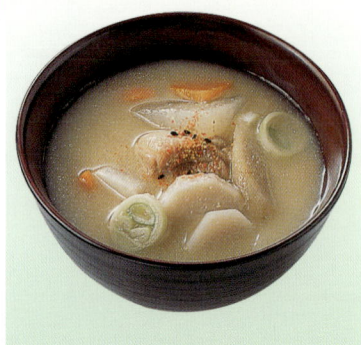

さつま汁　　　便秘

材料・分量（目安量）

鶏肉（もも骨付き肉）	50 g	水	300 g
だいこん	30 g	みそ	15 g
さといも	30 g	長ねぎ	5 g
にんじん	15 g	七味とうがらし（少々）	
ごぼう	15 g		

作り方

① 鶏肉は湯をかけておく。
② だいこんは厚めのいちょう切り，さといもは輪切り，にんじんは薄めのいちょう切り，ごぼうは斜め薄切りにする。
③ 水から鶏肉を入れて中火にかけ，沸騰したらあくを取り，10分煮る。
④ 野菜とみその半量を入れて野菜が軟らかくなるまで20分煮る。
⑤ 最後に残りのみそを加え，小口切りのねぎを入れてひと煮する。
⑥ 好みで七味とうがらしを振る。

● 具だくさんのさつま汁は根菜をたっぷりととることができます。

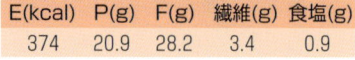

E(kcal)	P(g)	F(g)	繊維(g)	食塩(g)
168	10.9	8.0	3.2	1.9

鶏肉のアーモンド揚げ　　　便秘

材料・分量（目安量）

鶏肉（むね皮つき）	80 g	細切りアーモンド	20 g
塩	0.8 g	卵白	10 g
酒	5 g	かたくり粉	3 g
しょうが汁	1 g	オクラ	25 g
		油	8 g

作り方

① 鶏肉は一口大のそぎ切りにし，下味をつけて10分くらいおく。
② オクラは竹串等で数箇所穴を開けておく。
③ 溶きほぐした卵白とかたくり粉を入れて混ぜる。
④ 肉の汁気をきって衣をつけ，アーモンドをつける。
⑤ 170度の揚げ油で，からりとなるまで揚げる。
⑥ オクラは素揚げにする。

● アーモンドを衣にするとカリカリした食感になり，風味もアップします。

E(kcal)	P(g)	F(g)	繊維(g)	食塩(g)
374	20.9	28.2	3.4	0.9

たいとかぶの煮物　　　便秘

材料・分量（目安量）

たい	80 g	塩	1 g
かぶ	100 g	うすくちしょうゆ	5 g
だし汁	100 g	みりん	6 g
酒	30 g	ゆずの皮	2 g

作り方

① たいは2～3つに切り，さっと表面を焼く。
② かぶはくし形に切り，皮をむく。
③ だし汁に調味料を入れて煮立て，たいを入れて3～4分煮てかぶを入れて弱火で10分，かぶがやわらかくなるまで煮る。
④ ゆずの皮のせん切りを添える。

● たいは焼かずにそのまま入れてもよいです。

E(kcal)	P(g)	F(g)	繊維(g)	食塩(g)
229	18.7	8.8	1.5	2.0

白身魚のじょうよ蒸し　　　　　　　下痢

材料・分量（目安量）

あまだい，めだいなど	にんじん 15g	塩 0.5g
の白身魚 80g	ぎんなん 7g	うすくちしょうゆ 3g
塩 0.5g	やまといも 60g	みりん 4g
酒 5g	卵白 5g	かたくり粉 2g
ゆり根 15g	塩 0.5g	水 4g
	だし汁 100g	わさび （少々）

作り方

① 魚に塩をして、少し置き，身をしめ，水気をふく。
② にんじんは2.5センチの短冊にしてさっとゆでる。ぎんなんはゆでて薄皮をむく。やまといもはフードプロッセサー等でおろし，塩と卵白，ゆり根を入れてさらに撹拌する。
③ 盛りつける器に①を皮目を上にして入れ，酒をかける。②を上にかけ，蒸し器で8～10分蒸す。
④ ぎんあんを作る。だし汁に調味料を入れてにんじんをひと煮立ちさせ，水溶きかたくり粉でとろみをつける。2つ切りにしたぎんなんを入れる。
⑤ 蒸しあがった③にぎんあんをかけ，わさびを添える。

●すりおろしたやまといもと魚の組合せが，胃腸にやさしい料理です。

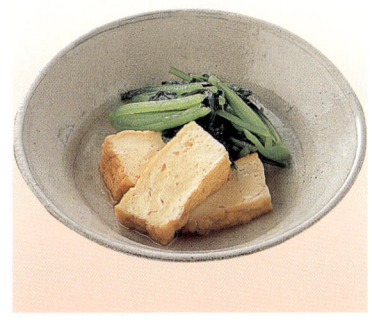

E(kcal)	P(g)	F(g)	繊維(g)	食塩(g)
229	19.8	3.2	2.8	2.3

厚揚げとこまつなの煮物　　　　　　便秘

材料・分量（目安量）

厚揚げ 100g	塩 1g	
こまつな 80g	しょうゆ 3g	
油 3g	みりん 3g	
だし汁 50g		

作り方

① 厚揚げは，熱湯にさっとくぐらせて食べやすい大きさに切る。
② こまつなは株に十字の切り目を入れ，4センチ長さに切る。
③ 強めの火でこまつなの茎を軽く炒め，葉を入れて温まる程度に炒め，①とだし汁，調味料を入れて中火で6～8分煮る。

●厚揚げも胃腸にやさしい食材です。

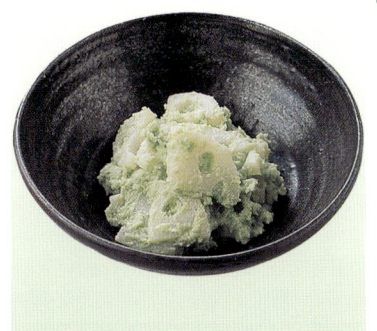

E(kcal)	P(g)	F(g)	繊維(g)	食塩(g)
199	12.3	14.5	2.2	1.5

れんこんのずんだ和え　　　　　　　便秘

材料・分量（目安量）

えだまめ 50g	A ｛ だし汁 50g	
砂糖 4g	砂糖 3g	
塩 0.3g	塩 0.5g	
だし汁 30g		
れんこん 60g		
酢 3g		

作り方

① れんこんは皮をむき，4～6つ割りにして薄く切り，酢を入れた湯で2～3分ゆでる。水に取って水気をきる。
② Aを煮立たせ，①を入れてかき混ぜながら1～2分煮て，皿に広げて冷ます。
③ えだまめは7～8分やわらかくなるまで塩ゆでし，さやから出してすりつぶす。（すり鉢，フードプロセッサーなどで）なめらかになったえだまめに調味をし，かたさを見ながらだし汁を入れぼってりとした衣を作る。
④ れんこんの汁気をきり，衣で和える。

●食物繊維が豊富なえだまめを衣にした色どりのよい料理です。

E(kcal)	P(g)	F(g)	繊維(g)	食塩(g)
136	7.2	3.2	3.7	0.9

組合せ料理例

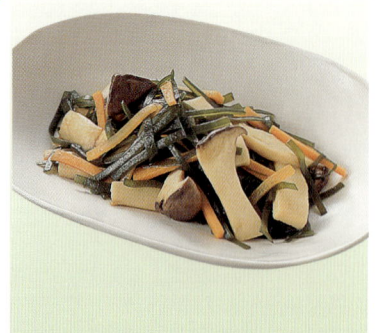

切りこんぶとエリンギの炒め物　　便秘

材料・分量（目安量）

切りこんぶ（生）	50 g	しょうゆ	6 g
（乾製品の場合は5 g）		酒	10 g
エリンギ	50 g	みりん	6 g
にんじん	10 g		
ごま油	4 g		

作り方

① 切りこんぶは食べやすい長さに切る。エリンギは食べやすい長さに切り，縦半分にしてから薄切りにする。にんじんはせん切りにする。
② フライパンにごま油を熱し，切りこんぶ，にんじんを炒め，続いてエリンギを入れて炒める。
③ 油が全体に回ったら，調味料を加えて炒める。

E(kcal)	P(g)	F(g)	繊維(g)	食塩(g)
87	2.7	4.3	4.4	1.4

●食物繊維たっぷりの食材の組合せです。

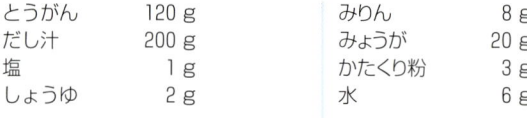

冷やしとうがんのうすくず煮　　下痢

材料・分量（目安量）

とうがん	120 g	みりん	8 g
だし汁	200 g	みょうが	20 g
塩	1 g	かたくり粉	3 g
しょうゆ	2 g	水	6 g

作り方

① とうがんは種とわたを取り除き，3 cm角切りにし，緑色が少し透けて見える程度に皮をむく。
② 鍋にとうがんとひたひたのだし汁を入れて火にかける。中火で10分煮て調味し，さらに5〜10分弱火で軟らかくなるまで煮る。
③ くし形切りにしたみょうがを入れて水溶きかたくり粉でとろみをつける。

E(kcal)	P(g)	F(g)	繊維(g)	食塩(g)
56	1.6	0.1	2.0	1.5

●和風のだしで煮ていますが，中華だしで煮てもよいです。

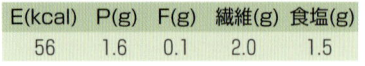

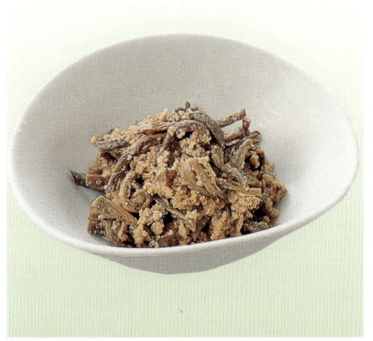

ぜんまいのいり煮　　便秘

材料・分量（目安量）

ぜんまい（戻して）	60 g	すりごま	6 g
牛肉（ひき肉）	15 g	しょうゆ	6 g
中華だし	40 g	砂糖	1 g
長ねぎ	3 g	こしょう	（少々）
にんにく	1 g	ごま油	3 g

作り方

① ぜんまいは4 cm位に切る。
② ねぎ，にんにくはみじん切りにする。
③ 鍋に牛肉と②，すりごま，調味料を入れてよく混ぜて火にかけ，撹拌しながら加熱をして色が変わったら中華だしを入れる。
④ 5分位煮てぜんまいを入れ，弱火でふたをして途中1〜2回混ぜながら，汁がほとんどなくなるまで煮る。

E(kcal)	P(g)	F(g)	繊維(g)	食塩(g)
126	5.9	8.6	4.0	0.9

●山菜は食物繊維を豊富に含みます。

いんげんの中華風煮物　　　便秘

材料・分量（目安量）
さやいんげん	100 g	油	4 g
豚肉（かた）	25 g	しょうゆ	10 g
はるさめ	5 g	砂糖	0.7 g
長ねぎ	10 g	酒	5 g
しょうが	3 g	鳥がらだし	80 g

作り方
① いんげんは筋を取り2～3等分にする。
② 豚肉は細切りにする。
③ はるさめはぬるま湯につけて戻し，5～6cmに切る。
④ ねぎとしょうがはみじん切りにする。
⑤ 鍋に油を熱してねぎとしょうが，肉を入れて炒める。
⑥ 肉の色が変わったらいんげんを入れて炒め，鳥がらだしと調味料を加えてふたをして弱火で10～20分煮る。最後にはるさめを加えて煮汁を吸わせるようにして煮上げる。

● いんげんを長く煮たごはんに合うおかずです。

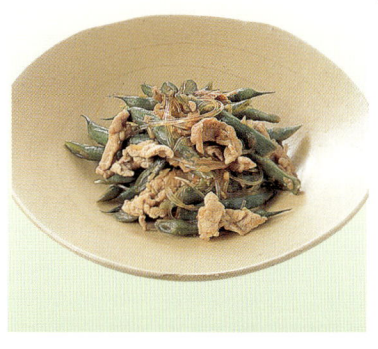

E(kcal)	P(g)	F(g)	繊維(g)	食塩(g)
133	8.8	5.2	2.9	1.6

ふきの土佐煮　　　便秘

材料・分量（目安量）
ふき	50 g	砂糖	1.5 g
だし汁	80 g	しょうゆ	4.5 g
		かつお節	0.5 g

作り方
① ふきは鍋に入る大きさに切り，たっぷりの熱湯で2～3分ゆでて冷水に取り，冷ます。筋をとり，3～4cm長さに切る。
② かつお節はビニール袋などに入れてもんで細かくする。
③ 鍋に入れだし汁と調味料を入れて火にかける。
④ 煮立ってきたら火を弱め，8～10分煮る。途中上下を返す。
⑤ 煮汁がなくなるまで煮て最後に②の粉がつおをまぶす。

● 仕上げにかつお節を入れるので，うま味がアップします。

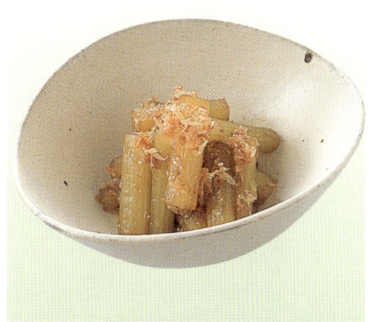

E(kcal)	P(g)	F(g)	繊維(g)	食塩(g)
18	1.1	0.0	0.7	0.8

チヂミ　　　便秘

材料・分量（目安量）
牛肉（もも肉）	25 g	さくらえび	5 g	（たれ）	
しょうゆ	0.5 g	A 小麦粉	50 g	しょうゆ	10 g
酒	2 g	水	60 g	酢	5 g
にら	30 g	卵	15 g	砂糖	1.5 g
たまねぎ	30 g	塩	0.7 g	ごま油	1 g
ひじき	3 g	油	4 g		

作り方
① 牛肉はせん切りにしてしょうゆ，酒で下味をする。
② にらは2～3cm長さに切る。たまねぎはせん切りにする。
③ ひじきは水につけて戻し，食べやすい長さに切る。
④ ボウルにAを混ぜ合わせて①～③，さくらえびを入れて混ぜ合わせる。
⑤ フライパンに油を熱して④を流し入れ，弱火で2～3分焼き，裏返して火が通るまで2～3分焼く。
⑥ 食べやすい大きさに切って盛りつける。たれをつけていただく。

● ひじき，さくらえびも上手に使うと食物繊維がしっかりとれます。

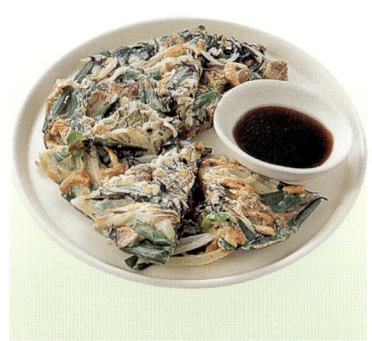

E(kcal)	P(g)	F(g)	繊維(g)	食塩(g)
354	16.2	10.4	3.8	2.6

組合せ料理例

デザート・間食

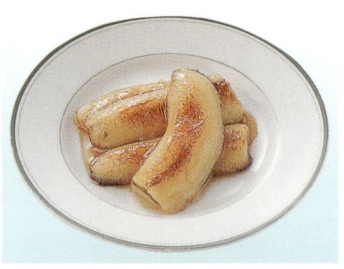

E(kcal)	P(g)	F(g)	繊維(g)	食塩(g)
151	1.1	3.4	1.1	0.1

ベイクドバナナ　　　下痢 便秘

材料・分量（目安量）

バナナ	100 g
バター	4 g
グラニュー糖	9 g

作り方
① バナナは一口大に切る。
② フライパンを温めバターを溶かし，バナナを入れて炒めてグラニュー糖を振り入れてさらに焼きつける。

●バナナもソテーして砂糖で少し焼くとデザートになります。

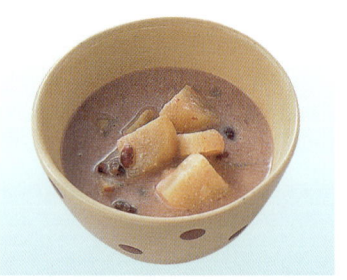

E(kcal)	P(g)	F(g)	繊維(g)	食塩(g)
266	4.8	10.2	2.7	0.1

さつまいものココナッツしるこ　　　下痢 便秘

材料・分量（目安量）

さつまいも	70 g	ココナッツミルク	50 g
牛乳	50 g	ゆであずき	30 g

作り方
① さつまいもは1cm厚さのいちょう切りにして水にさらし，水気をきる。
② 小鍋に①と牛乳を入れて落としぶたをし，弱火で約15分やわらかくなるまで煮る。
③ ココナッツミルク，ゆであずきを入れて，ひと煮する。

●ベトナムのデザートをアレンジしたものです。

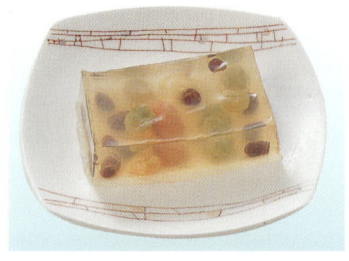

E(kcal)	P(g)	F(g)	繊維(g)	食塩(g)
120	0.8	0.1	1.1	0.0

甘納豆入り梅酒羹　　　便秘

材料・分量（目安量）

棒寒天	0.5 g	砂糖	15 g	レモン汁	3 g
水	70 g	梅酒	15 g	甘納豆	15 g

作り方
① 棒寒天は水の中でもむように洗って水気をかたく絞り，細かくちぎって分量の水につけて30分位置く。
② 鍋を火にかけて寒天が煮溶けたら，砂糖を入れて2～3分煮詰めて水で囲い冷ます。
③ 粗熱が取れたら，梅酒，レモン汁を加える。
④ 型に注ぎ入れて甘納豆を散らし，固まるまで水で囲って冷やす。
⑤ 固まったら，冷蔵庫で冷やすか氷で囲いさらに冷やす。

●梅は好みで加減して下さい。

ベリー類のスムージー　　　便秘

材料・分量（目安量）

冷凍ブルベリー	40 g	プレーンヨーグルト	70 g
冷凍ラズベリー	40 g	牛乳	30 g
砂糖	6 g		

作り方
① すべてミキサーに入れてなめらかになるまで撹拌する。

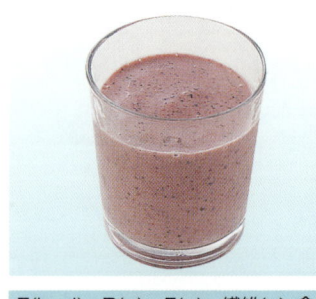

E(kcal)	P(g)	F(g)	繊維(g)	食塩(g)
126	3.9	3.3	2.6	0.1

●冷凍のフルーツを使った手軽な飲み物です。

ビタミン欠乏症

ビタミン欠乏症の医学 …… 96
医師：工藤秀機（文京学院大学）

栄養食事療法 …… 100
管理栄養士：名和田清子（島根県立大学）

食事計画｜献立例 …… 106
管理栄養士：名和田清子（島根県立大学）

組合せ料理例 …… 118
管理栄養士：名和田清子（島根県立大学）

ビタミン欠乏症の医学

Ⅰ. ビタミン欠乏症の概要

❶ ビタミン欠乏をきたす原因

　ビタミン欠乏には食事性欠乏，利用亢進による欠乏，基礎疾患に基づくビタミン吸収もしくは活性化障害による欠乏があります。食事性に欠乏をきたすのは主にビタミンA，B_1，B_2，ニコチン酸，C，Dとされていますが，わが国ではB_1，ニコチン酸，Dの欠乏が比較的多いといわれます。消耗性疾患ではビタミンの利用亢進がありますので，所定量以上のビタミン補給ができなければ欠乏症になります。慢性の消化管，肝，腎の障害でビタミンの吸収や活性化が障害されて欠乏症をきたすことがあります。最近では，アルコール依存症や服用薬剤による2次性ビタミン欠乏症が問題にされています。

❷ ビタミンA欠乏症

❶ 主な欠乏要因
　アルコール多飲者，吸収障害，乳幼児への不完全な人工栄養，肺炎など重い全身性疾患に続発することが多いです。

❷ 主要な病態
　暗順応障害，夜盲症，皮膚粘膜の乾燥角化などの症状が見られます。

❸ 対応策
　ビタミンA製剤の内服。食品では肝油，かき（貝），牛乳，卵黄，緑黄色野菜，のり，だいこん（葉）などビタミンA含有量の多い食材を取り入れることが必要です。

❸ ビタミンB_1欠乏症

❶ 主な欠乏要因
　摂取不足と利用亢進が欠乏の要因になります。消耗性疾患，妊産婦，授乳婦，激しい肉体労働，甲状腺機能亢進症，アルコール依存症で欠乏症が起きやすくなります。

❷ 主要な病態
　神経障害（末梢性，中枢性），循環器系障害（心不全），骨格筋障害（運動障害），消化器障害（消化力低下），脚気などの病態が現れます。

❸ 対応策
　ビタミンB_1製剤の内服。胚芽米，穀物，豆類，豚肉などの摂取を増やすことが必要ですが，このビタミンは鉄，銅，アルカリ物に触れると分解されやすいので調理過程で分解されないよう考慮する必要があります。

④ ビタミン B₂ 欠乏症

1 主な欠乏要因
ビタミン B₁ 欠乏症と同様の要因によりますが，そのほかに繰り返し行われる透析中や抗うつ薬内服中，向精神薬内服中にも発症することがあります。

2 主要な病態
鼻翼，眼周囲などに現れる鱗状脂様落屑，口角炎，舌炎，低色素性貧血などが見られます。

3 対応策
ビタミン B₂ 製剤を服用すると，約 1 週間の内服で症状は完全に改善します。食品では牛乳，チーズ，卵，レバー，豆類，緑黄野菜に多く含まれますので，これらを積極的に食事に取り入れるようにします。

⑤ ニコチン酸欠乏症

1 主な欠乏要因
ビタミン B₁ 欠乏症と同様の要因によりますが，その他に抗結核薬であるイソニアジッド（INH）内服中に欠乏症が起きることがあります。

2 主要な病態
極端な欠乏症はペラグラと呼ばれ，皮膚炎，ペラグラ性痴呆，下痢の 3 徴候が代表的です。神経全般の障害が現れ，高度の意識障害が見られる場合があります。そのほかには口内炎，舌炎，貧血，肝機能異常が起きてきます。

3 対応策
脳症を呈する重症例ではできるだけ早期にニコチン酸の静脈注射を行います。本欠乏症ではニコチン酸の内服だけでなく，ビタミン B 系のビタミン類を同時に摂取することが大切です。食事ではレバー，肉類，穀類，牛乳，卵などの摂取を心がけることが必要です。

⑥ ビタミン B₆ 欠乏症

1 主な欠乏要因
本ビタミンは広く動植物食品に含まれているので，欠乏症はまれです。しかし抗ビタミン B₆ 作用のある抗結核薬 INH や経口避妊薬，パーキンソン病治療薬（ドーパミン）使用中に神経障害などの欠乏症が現れることがあるので注意する必要があります。

2 主要な病態
皮膚炎，神経炎，胃腸障害，口内炎，舌炎などの症状が見られます。そのほか血清鉄が上昇しているにもかかわらず低色素性小球性貧血をきたすピリドキシン欠乏性貧血を認めることがあります。

3 対応策

ビタミン B_6 製剤の投与。ビタミン B_6 が豊富に含まれるレバー，卵，チーズ，肉類，ほうれんそう，にんじんなどの食品をとるようにします。

❼ 葉酸欠乏症

1 主な欠乏要因

慢性胃炎や吸収不良症候群があると欠乏してきます。アルコール依存症や経口避妊薬，葉酸拮抗薬の継続的内服により欠乏症が出ることがあります。

2 主要な病態

舌炎，巨赤芽球性貧血（大球性貧血）が現れます。

3 対応策

葉酸製剤の内服もしくは筋肉注射が有効です。緑黄色野菜や肝，豆類に多く含まれるので，これらを食品から摂取することも大切です。

❽ ビタミン B_{12} 欠乏症

1 主な欠乏要因

吸収不全症，慢性胃炎での吸収障害のほかに寄生虫（条虫症）によるビタミン横取りによって生体側に欠乏症が起きます。また胃がんなどの外科的治療で胃を切除した後に数年経って欠乏症が現れることがあります。

2 主要な病態

悪性貧血が現れてきます。そのほか脊髄障害などの神経症候を合併することもあります。

3 対応策

経口的にビタミン B_{12} を投与しても無効になりますので，ビタミン B_{12} 製剤の筋肉内注射が行われます。

❾ ビタミン C 欠乏症

1 主な欠乏要因

欠乏症はまれで，ときにアルコール依存症の人に見られることがあります。

2 主要な病態

口腔粘膜，歯肉などから異常な出血が起きる壊血病が代表的です。貧血症を来すこともあります。

3 対応策

ビタミン C 製剤を内服します。ただし過剰摂取で腎結石や歯牙腐食が起きるので注意する必要があります。なお本ビタミンは新鮮な果物，野菜に多く含まれます。

⑩ ビタミン D 欠乏症

1 主な欠乏要因
摂取不足，身体への日光照射不足などが原因になります。本ビタミンは脂溶性ビタミンであるため胆汁うっ滞や脂肪吸収障害があると体内に吸収されず欠乏症を起こしてきます。また基礎疾患に慢性腎不全や副甲状腺機能低下症があるとビタミン D 欠乏と同様の病態が現れます。

2 主要な病態
骨へのカルシウム沈着障害が起こるため，くる病，骨軟化症が発症します。ほかに貧血やカルシウム不足によるテタニー症状*1 が見られます。

*1 手足の筋痙縮。

3 対応策
カルシウムと一緒に活性型ビタミン D を投与します。本ビタミンは肝油，青魚，しいたけ，さけなどに豊富に含まれているので，不足しがちの場合は食事にこれらの食品を多く取り入れることが必要です。

⑪ ビタミン K 欠乏症

1 主な欠乏要因
母乳保育，長期抗生剤内服，胆道閉鎖などを背景に欠乏症が現れてきます。

2 主要な病態
出血傾向が特徴的です。特に新生児では脳内出血の原因となることがあります。

3 対応策
ビタミン K_1 の静脈注射が有効です。

⑫ アルコール依存症とビタミン欠乏

1．アルコール依存症で欠乏するビタミン
すでに述べたようにアルコール多飲者は多くのビタミンの欠乏を起こしやすく，特にビタミン A のほかビタミン B 群，葉酸，ビタミン C の欠乏を起こすことが多いです。

2．ウエルニッケ脳症
ビタミン B_1 の欠乏によって起こる脳症です。通常は慢性多量飲酒に伴って起こってきます。眼振*2 や外眼筋麻痺を伴い，失調歩行とともにさまざまな程度の意識障害が急速に現れるのが特徴です。治療はできるだけ早期にビタミン B_1 を静脈注射します。早期の治療により，意識障害や眼症状は2〜3週間以内に消失し，失調歩行は約2カ月で消失するのが一般的です。しかし治療開始が遅れると中枢神経系に不可逆的変化を残し死亡することがあります。

*2 眼球振とう。自らの意思と関係なく眼球が動く症状。

栄養食事療法

Ⅰ．栄養食事療法の考え方

❶ 栄養食事療法の目的と考え方

　ビタミンは生体機能を正常に維持するために必要な必須の栄養素です。体内で必要量を合成できないため，食物から摂取することが必須で，不足により欠乏症が起こります。したがって，ビタミン欠乏症の栄養食事療法は，偏食を是正し，適正な食生活・食事内容とし，欠乏しているビタミンを補給することが基本となります。ビタミン欠乏症の原因は，偏食から吸収障害までさまざまです（表1）。個々の状態を評価し，個人に合わせた栄養ケアを行うことが大切です。

❷ 栄養食事療法の基本方針

　ビタミン欠乏症は，栄養食事療法を行う上で，以下の3つになります。
　1）偏食や食欲不振，需要量（必要量）の増加などに起因する摂取量の不足によるもの
　2）疾患や薬剤に起因する吸収や代謝障害によるもの
　3）アルコール依存症によるもの

1．摂取量の不足によるビタミン欠乏症
　食事からの補給を第一に考え，必要量が摂取可能な食事内容を検討します。食欲不振などにより，必要量の摂取が困難な場合には，栄養機能食品[*1]など栄養補助食品の利用を考慮します。

2．疾患や薬剤に起因するビタミン欠乏症
　ビタミンの代謝異常や吸収障害を伴うため，個々の状態に応じた栄養補給法と補給量の検討が必要です。

3．アルコール依存症
　アルコールの乱用者は，長期にわたる偏食とアルコールによる代謝異常，肝臓や消化管（栄養素の吸収機能に影響する部位）などの機能障害のため，低栄養状態で，複数のビタミンの欠乏状態にある[*2]場合が少なくありません。したがって，栄養食事療法は，禁酒とし，偏食を是正し，バランスの取れた食事摂取を継続的に行い，代謝状態の改善を図ることが基本となります。

4．栄養機能食品など栄養補助食品による補給
　食欲不振や需要量の増加により，通常の食品から必要量を摂取することが困難な場合，栄養機能食品など栄養補助食品を使用しますが，これらの食品は過剰摂取になりやすく，体内での吸収量の調節が行われにくいため，過剰症を招く危険性があります。栄養評価を行い，使用量や使用期間を決定し，

[*1] 1日に必要な栄養成分を食事だけでとれない場合に，補給・補完のために利用する食品。一般にサプリメントと呼ばれ，現在，ビタミンが12種類（ビタミンK以外）とミネラルが5種類認められている。

[*2] アルコール乱用者でのビタミンB_1欠乏症は，極端に共通的に認められる。また，ビタミンB_{12}・葉酸欠乏による巨赤芽球性貧血，ビタミンB_6欠乏症も特徴的である。

表1 ビタミン欠乏症の主な原因

ビタミン	原因
すべてのビタミン	摂取不足（食欲不振，栄養食事療法のための食事制限，偏食，ダイエット），需要量の増加（成長，妊娠，授乳，発熱などの生体のストレス）など
ビタミンB_1	糖質の過剰摂取や強度の身体活動による需要量の増加，肝硬変による利用障害，アルコールの多飲など
ビタミンB_2	慢性の下痢などによる吸収障害，アルコールの多飲，薬剤など
ナイアシン	トリプトファンの摂取不足，アルコールの多飲，薬剤など
ビタミンB_6	たんぱく質の過剰摂取による需要量の増加，肝疾患，糖尿病，甲状腺機能亢進症などによる活性化障害，肝臓がんや骨疾患による分解亢進，ビタミンB_6依存症，アルコールの多飲，薬剤など
葉酸	甲状腺機能亢進症，悪性腫瘍による需要量の増加，アルコールの多飲，加齢，薬剤など
ビタミンB_{12}	動物性食品の摂取不足，甲状腺機能亢進症，悪性腫瘍などによる需要量の増加，胃内因子欠乏（胃切除後，萎縮性胃炎など），回腸末端の病変などによる吸収障害，ビタミンB_{12}依存症，薬剤など
ビオチン	生の卵白の大量摂取による吸収障害，ビオチン依存症，薬剤など
ビタミンC	薬剤など
ビタミンA	脂質吸収障害，甲状腺機能低下症，感染症，外傷，亜鉛欠乏症，アルコールの多飲，薬剤など
ビタミンE	多価不飽和脂肪酸の摂取過剰による需要量の増加，脂質吸収障害，薬剤など
ビタミンD	脂質吸収障害，紫外線不足や肝・腎疾患，Fanconi症候群，ビタミンD依存症Ⅰ型，偽副甲状腺機能低下症などによる活性化障害，ビタミンD依存症Ⅱによる利用障害，薬剤など
ビタミンK	脂質吸収障害，胆汁の産生障害による吸収障害，薬剤など

定期的にモニタリングすること，また，適切な使用方法についての栄養教育を行うことが大切です。

Ⅱ. 栄養基準（栄養補給）

❶ 欠乏しているビタミンの補給量

補給量はビタミン欠乏症の原因や重症度，身体状況などにより異なるため，臨床症状や自覚症状，血中や尿中のビタミン濃度，摂取量，ビタミン欠乏症以外の疾患の有無，使用薬剤などを総合的に評価し，「日本人の食事摂取基準」や米国静脈・経腸栄養学会（ASPEN）のガイドラインなどを参考に，個々に算定することが必要です。

また，脂溶性ビタミンについては，大量投与により，過剰症[*3]を起こす危険性があるため，「日本人の食事摂取基準」の上限量を超えないよう注意が必要です。表2に「日本人の食事摂取基準」とASPENのガイドライン，薬物療法時のビタミン投与量を示します。

[*3] 妊婦のビタミンAの過剰摂取は胎児に催奇形性があるため，厚生労働省は，妊娠3カ月以内または妊娠を希望する女性は妊婦の推奨量670μgRE/日を超える過剰摂取を長期間しないよう注意を喚起している。

表2 ビタミンの補給量の目安

ビタミン	日本人の食事摂取基準，18〜49歳		ASPENガイドライン		薬物投与量の目安
	推奨量	上限量	経腸栄養	経静脈栄養	
ビタミンB₁	男性 1.4mg 女性 1.1mg (0.54mg/1000kcal)	–	1.2mg	3mg	5〜100mg (重症例:150〜400mg)
ビタミンB₂	男性 1.6mg, 女性 1.2mg (0.60mg/1000kcal)	–	1.3mg	3.6mg	2〜60mg
ナイアシン1)	男性 15mgNE, 女性 12mgNE (5.8mgNE/1000kcal)	2)300(100)mg	16mg	40mg	10〜200mg
ビタミンB₆	男性 1.4mg, 女性 1.2mg (0.023mg/gたんぱく質)	3)60mg	1.7mg	4mg	(ビタミンB₆依存症 500mg)
葉酸	240μg	1000μg	400μg	400μg	5000〜20000μg
ビタミンB₁₂	2.4μg	–	2.4μg	5μg	1000〜1500μg
ビオチン	45μg*	–	30μg	60μg	500〜2000μg
パントテン酸	男性 6mg*, 女性 5mg*	–	5mg	15mg	10〜200mg
ビタミンC	100mg	–	90mg	100mg	50〜2000mg
ビタミンA4)	男性 750μgRE, 女性 600μgRE (10μgRE当量×体重kg×1.4μg)	3000μgRE	900μg	1000μg	900〜30000μg
ビタミンE	男性 9〜8mg* 女性 8mg*	800mg 600〜700mg	15mg 15μg	10mg 5μg	50〜100mg
ビタミンD	5μg*	50μg	120μg	1000μg	(活性型D₃)0.25〜4μg
ビタミンK	男性75μg*, 女性60〜65μg*	–	–	–	5000〜20000μg

－：値は定められていない ＊：目安量
1）食品中のナイアシン当量＝五訂日本食品標準成分表のナイアシン＋たんぱく質量（g）/6
2）ニコチンアミドのmg量，（ ）内はニコチン酸のmg量
3）ピリドキシンとしての量
4）サプリメントとして摂取する油溶化β-カロテンは2μgで1μgのレチノールに相当
（日本人の食事摂取基準2005年版，成人および小児患者に対する静脈・経腸栄養の施行に関する米国のガイドラインより引用）

*4 透析に勧められる水溶性ビタミン補給量
ビタミンB₁：3〜4mg
ビタミンB₆：10〜15mg
葉酸：0.3〜0.5mg
ビタミンC：50〜100mg

*5 糖質の摂取量増加はビタミンB₁の，たんぱく質の摂取量増加はビタミンB₆の，多価不飽和脂肪酸の摂取量増加はビタミンEの需要量を増加する。

1．疾患や薬物によるビタミンの代謝の変化

疾患や薬物により，ビタミンの代謝が変化することがあります。また，ビタミンの多量摂取が薬物の作用に影響を及ぼすこともあります。このため，他の疾患の合併時や薬物使用中においては注意が必要となります（表3）。例えば，末期腎不全では，ビタミンD₃の産生が低下する一方，ビタミンA過剰症がしばしば見られます。また，透析では水溶性ビタミンが喪失するため，需要量が増加します*4。

❷ その他の栄養素の基準量

日本人の食事摂取基準に準じます。栄養食事療法を必要とする他の疾患を合併している場合には，その栄養食事療法を優先します。不適切な栄養摂取はビタミンの需要量を増加する*5ため，バランスの取れた栄養素配分とすることが大切です。

表3 血中ビタミン濃度のアセスメント

ビタミン	血中濃度基準値	ビタミン血中濃度への薬剤の影響 低下	上昇	ビタミンの薬剤への影響	高値となる疾患
ビタミンB₁	20〜50ng/ml				
ビタミンB₂	65〜138ng/ml	クロルプロマジン（抗生物質），経口避妊薬			
ナイアシン	4.7〜7.9μg/ml	イソニアジド（抗結核薬）			
ビタミンB₆	血液：55〜110pmol/ml 血漿：3.6〜18.0ng/ml	サイクロセリン，イソニアジド，エチオナミド（抗結核薬），塩酸ヒドラジン（降圧薬），ペニシラミン（抗リウマチ薬），経口避妊薬，エストロゲン，ヒドロコルチゾン，イミプラミン（抗うつ薬），レボドパ（パーキンソン病治療薬）		フェニトイン，フェノバルビタール（抗てんかん薬）の濃度を低下する。	
葉酸	3.6〜12.9ng/ml	フェニトイン，サイクロセリン，プリミドン（抗てんかん薬），トリアムテレン（抗利尿薬），メチルドパ（降圧剤），コレスチラミン（高コレステロール薬），コルヒチン（抗痛風薬），パラアミノサリチル酸（抗結核薬），経口避妊薬など　＊抗生物質の長期間使用で腸内細菌が死滅するため合成が減り欠乏が生じやすくなる。		フェニトイン（抗てんかん薬）の濃度を低下する。	5-メチルテトラヒドロ葉酸メチルトランスフェラーゼ欠損症
ビタミンB₁₂	233〜914pg/ml	メトホルミン（血糖降下薬），トリフルオペラジン（抗精神病薬），メトトレキサート（白血病薬），シメチジン，ラニチジン（胃酸分泌抑制薬），コレスチラミン（高コレステロール薬），コルヒチン（抗痛風薬），メチルドパ（降圧薬），パラアミノサリチル酸（抗結核薬），経口避妊薬，塩化カリウム，大量のビタミンCなど　＊抗生物質の長期間使用で腸内細菌が死滅するため合成が減り欠乏が生じやすくなる。			慢性白血病，急性肝炎
ビオチン		抗生物質の長期間使用で腸内細菌が死滅するため合成が減り欠乏が生じやすくなる。			
パントテン酸	238〜302ng/dl				
ビタミンC	5.5〜16.8μg/ml	経口避妊薬，アスピリン，フェニルブタゾン（抗炎症薬），テトラサイクリン系（抗生物質），コルチコステロイド，精神安定剤，パラアルデヒド，クロルサイクリジン（アレルギー薬）など，喫煙		エチニルエストラジオール（経口避妊薬）は高値となる。大量のビタミンCでワルファリンカリウム（抗凝血薬）の薬効が現弱する。	慢性白血病，急性肝炎
ビタミンA	410〜1200ng/ml	ビタミンA：コレスチラミン（高コレステロール薬），カロテン：コルヒチン（抗痛風薬），ビタミンA・カロテン：ミネラル・オイル（下剤），エストロゲン，経口避妊薬　＊大量のビタミンAでワルファリンカリウム（抗凝血薬）の薬効が増強する。	エストロゲン，経口避妊薬	大量のビタミンAでワルファリンカリウム（抗凝血薬）の薬効が増強する。	脂質異常症，脂肪肝，腎不全，甲状腺機能低下症
ビタミンE	7〜17μg			大量のビタミンEでワルファリンカリウム（抗凝血薬）の薬効が増強する。	
ビタミンD	16〜62ng/ml, 1.25(OH)D₂ 20〜70pg/ml, 24,25(OH)₂ 0.40〜4.70ng/ml	ミネラル・オイル，フェノールフタレイン（下剤），コレスチラミン（高コレステロール薬），フェニトイン，プリミドン（抗てんかん薬），アフェルバルビトン（抗痙攣薬），イソニアジド，リファンピシン（抗結核薬）とシメジン（胃酸分泌抑制薬），ビスフォスフォネート系（骨粗鬆症治療薬）			
ビタミンK	血漿フェロキノン：0.3〜2.6mmol/ml	サリチル酸類（抗炎症薬），コレスチラミン（高コレステロール薬）　＊下剤や腸管抗生物質の長期間使用で腸内細菌が死滅するため合成が減り欠乏が生じやすくなる。		ワルファリンカリウム（抗凝血薬）の効果を阻害する。	

（血中濃度基準値は，河合忠・水島裕他：今日の臨床検査2007-2008（南江堂）2007より引用）

Ⅲ. 栄養食事療法の進め方

ビタミンの血中や尿中濃度は，必ずしも臨床症状と一致せず，また，摂取量を反映しない場合もあります（表3）。臨床症状や摂取量（薬物の投与量も含めて）などを総合的に評価・判定することが大切です。適切な栄養ケア計画を立案実施し，定期的に栄養評価を行いながら栄養食事療法を進めていくことが基本となります。

Ⅳ. 食事計画（献立）の立て方

❶ 基本的な考え方

ビタミンの利用効率を高めるため，バランスの取れた栄養摂取が基本となります。また，水溶性ビタミンは，必要量以上摂取しても排泄され，脂溶性ビタミンの多量摂取は過剰症を招きます。適量をコンスタントに摂取することが基本となります。

❷ 献立作成のポイント

1. 主食，主菜，副菜のそろったバランスの良い献立とします。果物や乳製品も毎日の献立に取り入れます。
2. 旬の食品，新鮮な食品を選びます。
3. ビタミンは，保存や調理により壊れやすいため，それぞれのビタミンの特性を考慮して調理方法を選択します（表4）。
4. 食塩や砂糖の過剰摂取はビタミンの吸収を妨げるためうす味とします。
5. 食欲低下が見られる場合には，嗜好を尊重し，少量ずつ多種類の食品が摂取できるよう工夫します。

Ⅴ. 栄養教育

❶ 栄養教育の基本

ビタミン欠乏症は長期間の偏食などが原因で起こっている場合が多く，また，潜在性ビタミン欠乏症[*6]から徐々に起こるため，自覚症状に乏しく，栄養食事療法の必要性の認識が少ない場合がほとんどです。栄養食事療法の

[*6] 症状はなく，血中や組織中のビタミンが減少している状態。

表4　各種ビタミンの特性

ビタミン	特性	多く含む食品
ビタミンB$_1$	・水に溶けやすく，アルカリ（重曹など），熱に弱い。微酸性溶液で安定 ・アノイリナーゼ（生の貝類，甲殻類などに含まれる）で分解される 　（調理による損失：ゆで20〜40％，洗米50〜80％，加熱20％程度）	玄穀類，豆類，種実類，豚肉，うなぎ
ビタミンB$_2$	・水に溶けやすく，アルカリ（重曹など），光に弱い 　（調理による損失：ゆで30〜50％程度）	納豆，肝臓，魚類，卵黄，粉乳，緑黄色野菜
ナイアシン	・水に少し溶けるが，酸化されにくく，酸・アルカリ，熱や光にも強い	魚類，肉類，種実類，きのこ類
ビタミンB$_6$	・中性，アルカリ性に弱い ・光（特に紫外線）で分解する	肉類，魚類，種実類
葉酸	・弱アルカリで熱に安定する ・強酸性では熱，光，酸素により分解する	緑黄色野菜，えだまめ，肝臓
ビタミンB$_{12}$	・弱酸性で安定する ・光で分解する	貝類，海藻類，肝臓
ビオチン	・普通の調理法では安定	肝臓，豆類，魚類
パントテン酸	・酸，熱，アルカリに不安定	肝臓，納豆，鶏卵，魚類
ビタミンC	・水に溶けやすく，空気（酸素），アルカリ，酵素により壊れやすい ・酸や低温でやや安定する ・アスコルビナーゼ（にんじんなどに含まれる）で分解される ・はちみつを加えると分解しやすい 　（調理による損失：ゆで50〜70％，蒸す10〜30％程度）	野菜，果物類
ビタミンA	・酸化，高温，乾燥で壊れやすい 　（調理による損失：ゆで10〜20％，油炒めで5％程度）	肝臓，うなぎ，緑黄色野菜
ビタミンE	・酸素，光，熱に不安定	植物油，魚油，種実類
ビタミンD	・熱には安定 　（調理による損失：ゆで10〜20％，油炒めで5％程度）	魚類，きのこ類
ビタミンK	・熱には安定 ・光，アルカリ，アルコールで壊れやすい	納豆，緑黄色野菜，海藻類

＊脂溶性ビタミンは，油で調理すると吸収率が高まる。

必要性の認識を高め，実践，長期継続可能な目標を自己決定できる栄養教育を行うことが基本となります。

❷ 栄養教育のポイント

1. 摂取状況と問題点，課題を明らかにします。
2. 食習慣や生活背景，年齢や理解力に応じた指導内容とします。
3. 実現可能な目標設定とし，実践のための具体的な指導（具体的な献立や調理方法など）を行います。
4. 効果判定を行い，効果を知らせ，自己効力感を高めます。必要に応じて計画を変更することも大切です。
5. 長期継続できるよう，外食や中食[*7]，栄養補助食品の利用方法などについても指導します。
6. 実践・継続のためには，心理的サポートや周囲の協力が得られるよう家族への教育も必要です。特にアルコール依存症では重要となります。

*7 なかしょく。総菜などを買ってきて家庭で食べる食形態をいう。

食事計画　献立例 1　　2,000 kcal

夏の食材を使ったビタミンB群が豊富な献立

朝

献立	1人分材料・分量（目安量）	作り方
サンドイッチ （主食）	ライ麦パン 120 g バター 10 g キャベツ 20 g ツナ（缶）20 g マヨネーズ 5 g こしょう（少々） ロースハム 20 g	①パンにバターをぬる。 ②キャベツはせん切りにする。 ③キャベツにツナ，マヨネーズ，こしょうを加え混ぜる。 ④①を半分に切り，1枚は③を1枚はハムを挟む。 ⑤④をふきんで包み，少しおさえて落ち着かせ，皿に盛る。
トマトスープ （汁）	トマト 50 g たまねぎ 50 g にんじん 10 g じゃがいも 50 g しめじ 20 g パセリ 1 g 洋風だし 150 g 塩 0.2 g こしょう（少々）	①トマトは湯むきにし，種を除き，1 cm角に切る。 ②たまねぎ，にんじん，じゃがいもは，皮をむき小さめの乱切りにする。しめじは1本ずつにほぐす。 ③パセリはみじん切りにする。 ④鍋に洋風だしを入れ，たまねぎ，トマト，にんじん，じゃがいもを加え，やわらかくなるまで煮る。 ⑤④にしめじを入れ，火が通ったら，塩，こしょうを加えて味を調える。 ⑥火を止め，パセリを加える。
ブルーベリー ヨーグルト （デザート）	プレーンヨーグルト 100 g ブルーベリージャム 15 g	①ヨーグルトを器に盛り，上に，ブルーベリージャムを飾る。

昼

献立	1人分材料・分量（目安量）	作り方
ひじき混ぜ ごはん （主食）	ごはん 200 g ひじき 6 g 豚肉（もも肉）20 g しらす干し 10 g ごま油 4 g 酒 10 g 砂糖 2 g しょうゆ 4 g ごま 3 g	①もどしたひじき，豚肉，しらす干しを炒めて調味料を加えてさっと煮る。 ②熱いごはんに①とごまを混ぜる。
冷やっこ （主菜）	木綿豆腐 100 g モロヘイヤ 20 g みょうが 5 g かつお節 0.5 g しょうゆ 4 g	①モロヘイヤはゆで，適当な大きさに切る。 ②みょうがはせん切りにする。 ③木綿豆腐を器に盛り，①と②を飾り，かつお節を振る。しょうゆをかけていただく。
一夜漬 （副菜）	なす 50 g きゅうり 20 g しょうが 2 g しょうゆ 2 g	①なすときゅうりは3 mm程度の輪切りにし，塩でもむ。 ②しょうがは皮をむき，細いせん切りにする。 ②①がしんなりしたら，さっと水で流し，塩気をとる。 ③②にしょうがとしょうゆを加え，混ぜ合わせる。

ビタミン欠乏症

献立	1人分材料・分量（目安量）	作り方
夕 ごはん（主食）	ごはん 200 g	
あさりと ねぎのみそ汁（汁）	あさり 15 g（殻つき 40 g） 万能ねぎ 5 g 水 120 g みそ 10 g	① あさりは殻をよく洗っておく。 ② 万能ねぎは 3 cm 位に切っておく。 ③ 鍋に分量の水とあさりを入れて火にかけ，煮立ったら弱火にし 4～5 分煮る。みそを溶き入れ，ねぎを加え火を止める。
う巻きたまご（主菜）	うなぎ蒲焼き 20 g 切りみつば 10 g 焼きのり 3 g 卵 50 g 砂糖 1 g 酒 3 g だし汁 10 g 塩 0.3 g うすくちしょうゆ 0.5 g 油 2 g	① うなぎは 1 cm 幅に切っておく。 ② みつばは卵焼き器の幅に合わせて切っておく。 ③ のりは半分に切っておく。 ④ ボウルに卵を溶き，酒，だし汁，塩，しょうゆを加えて混ぜ合わせる。 ⑤ 卵焼き器を熱して油を引き，④の卵を入れ，のりをのせる。 ⑥ ⑤の上にうなぎとみつばをのせ，卵で巻き込む。
かぼちゃの 炊き合わせ（副菜）	かぼちゃ（西洋）80 g オクラ 15 g だし汁 100 g みりん 2 g しょうゆ 3 g 塩 0.2 g	① かぼちゃは 3～4 cm 幅のくし形に切り，わたと種を取り，皮をところどころむいて適当な大きさに切り，さっと水洗いする。 ② 鍋にかぼちゃを入れ，だし汁を加えて火にかける。煮立ったら中火にして 15 分位煮，調味料を加えてやわらかくなるまで煮て，最後にオクラを加えさっと煮る。
すいか（デザート）	すいか 150 g	

献立	1人分材料・分量（目安量）	作り方
間食 アイスココア	純ココア 4 g 砂糖 6 g 牛乳 100 g 水 50 g	① 鍋にココアと少量の水を入れよく練る。 ② ①に水と砂糖を加えて火にかけのばす。 ③ ②に牛乳を加え，ひと煮立ちしたら火を止める。 ④ ③を冷やしておく。
スイートコーン	とうもろこし 50 g	① とうもろこしは皮をむき，蒸す。

1日の栄養量

	E(kcal)	P(g)	F(g)	VB$_1$(mg)	VB$_2$(mg)	食塩(g)
朝	695	25.2	24.9	0.50	0.47	3.5
昼	571	24.2	12.2	0.43	0.31	2.3
夕	671	22.9	13.3	0.38	0.63	3.2
間食	147	5.8	5.5	0.12	0.21	0.1
計	2,085	78.0	56.0	1.44	1.62	9.1

P：F：C　P 15.0　F 24.2　C 60.9　％

食事バランスガイド

主食 1-7
副菜 1-6
主菜 1-6
牛乳・乳製品 2、果物 2

「つ」(SV) とはサービング（食事の提供量の単位）の略

食事計画献立例 1

食事計画 | 献立例 1   2,000 kcal

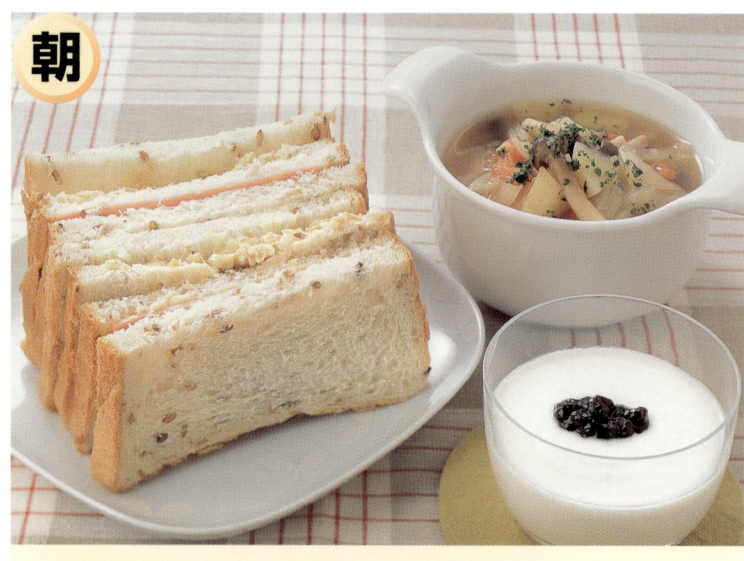

朝

●パンをライ麦パンにすることでビタミンがアップします

主食	サンドイッチ *variation* ごはんのお好み焼き *p.118*
汁	トマトスープ *variation* 野菜とマカロニのスープ *p.119*
デザート	ブルーベリーヨーグルト *variation* フルーツ牛乳

	E (kcal)	P (g)	F (g)	VB$_1$ (mg)	VB$_2$ (mg)	食塩 (g)
サンドイッチ	524	17.3	21.7	0.32	0.11	2.4
トマトスープ	82	4.1	0.2	0.14	0.21	1.0
ブルーベリーヨーグルト	89	3.7	3.0	0.04	0.14	0.1

昼

●ビタミン豊富なひじきとしらす干しを使った簡単混ぜごはんです

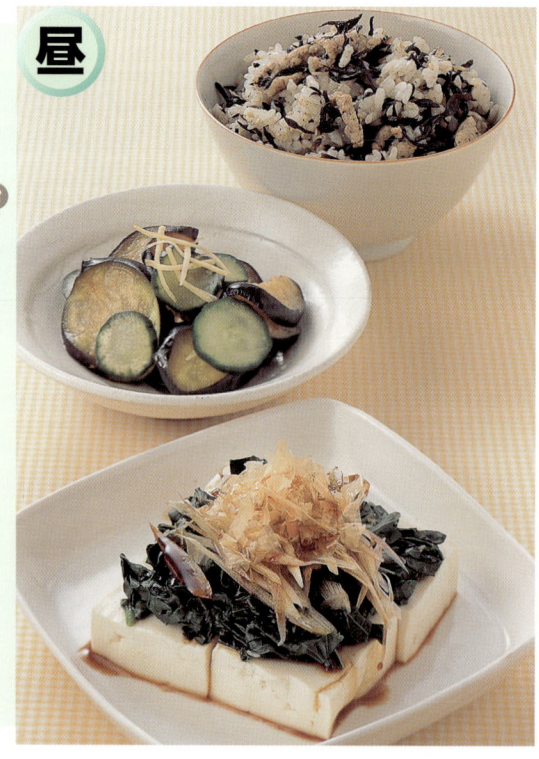

主食	ひじき混ぜごはん *variation* きのことえだまめのごはん *p.118* ししとうとじゃこの佃煮 *p.123*
主菜	冷やっこ *variation* 煮干しの南蛮漬 *p.121* なまり節の煮物 *p.120*
副菜	一夜漬 *variation* せん切り野菜のスープ

	E (kcal)	P (g)	F (g)	VB$_1$ (mg)	VB$_2$ (mg)	食塩 (g)
混ぜごはん	471	14.9	7.9	0.29	0.15	1.5
冷やっこ	85	8.3	4.3	0.11	0.13	0.6
一夜漬	16	0.9	0.1	0.03	0.03	0.3

ビタミン欠乏症

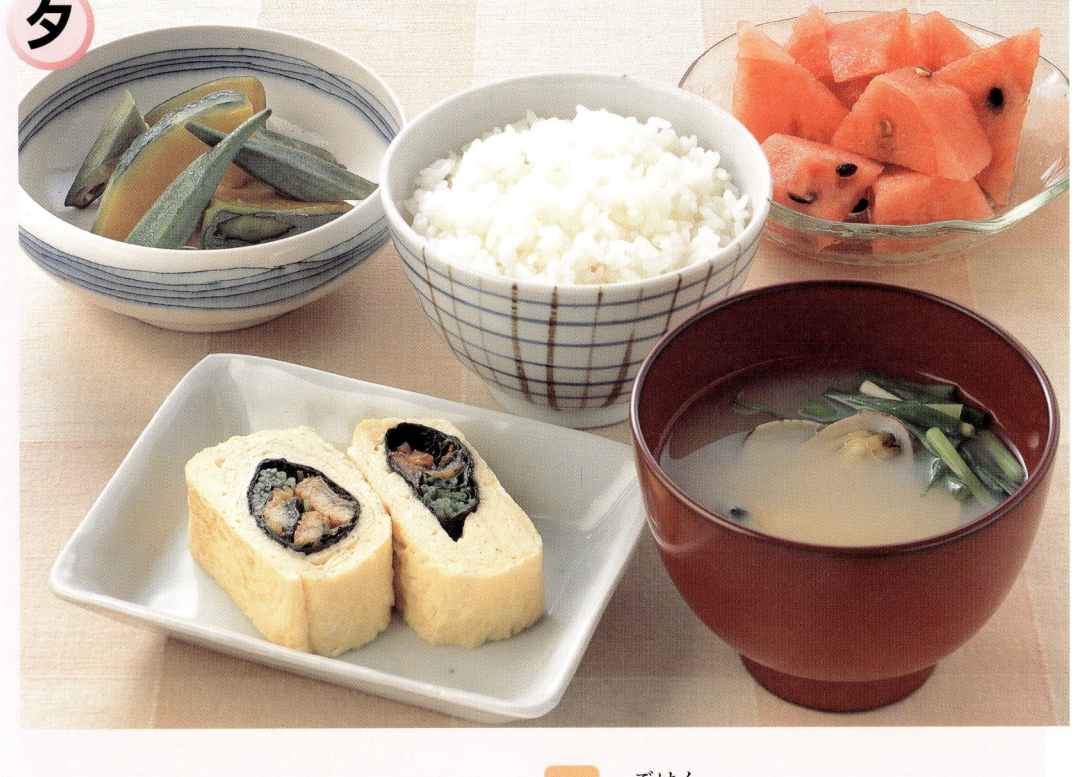

●夏のビタミン源，うなぎとしじみ，かぼちゃを使った献立です

主食	ごはん
汁	あさりとねぎのみそ汁 *variation* ひじきとあさりの和え物 *p.122* ししとうとじゃこの佃煮 *p.123*
主菜	う巻きたまご *variation* レバーにら豆腐 *p.121*
副菜	かぼちゃの炊き合わせ *variation* とろろいものモロヘイヤ風味 *p.122*
デザート	すいか

	E (kcal)	P (g)	F (g)	VB₁ (mg)	VB₂ (mg)	食塩 (g)
ごはん	336	5.0	0.6	0.04	0.02	0.0
みそ汁	25	2.2	0.7	0.01	0.04	1.6
う巻き	168	12.2	11.5	0.20	0.44	0.9
炊き合わせ	87	2.6	0.4	0.08	0.10	0.7
すいか	56	0.9	0.2	0.05	0.03	0.0

間食

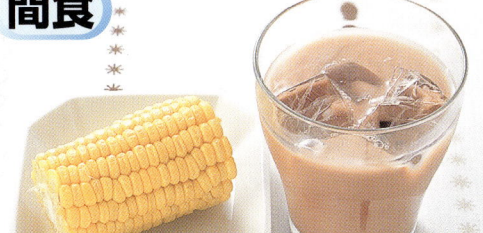

間食	アイスココア スイートコーン *variation* 小倉セーキ *p.124* さつまいもの茶巾 *p.123*

	E (kcal)	P (g)	F (g)	VB₁ (mg)	VB₂ (mg)	食塩 (g)
ココア	101	4.0	4.7	0.05	0.16	0.1
コーン	46	1.8	0.9	0.08	0.05	0.0

食事計画献立例1

食事計画 献立例 2　　2,000 kcal

朝食は和，昼食が洋，夕食が中華の献立

朝

献立	1人分材料・分量（目安量）	作り方
ごはん（主食）	ごはん 200 g	
たまごと野菜のみそ汁（汁）	卵 25 g カットわかめ 1 g さといも 20 g たまねぎ 20 g 長ねぎ 3 g だし汁 150 g みそ 10 g	① わかめは水に戻し一口大に切る。さといもは皮をむき，2～3mmの輪切りにする。たまねぎは皮をむき一口大に切る。ねぎは小口切りにする。 ② 鍋にだし汁を入れ，さといも，たまねぎの順に加え，やわらかくなるまで煮る。 ③ 煮ったらみそを加え，ひと煮立ちしたら，溶き卵を回し入れ火を止め，わかめとねぎを加える。
焼き塩ざけ（主菜）	塩ざけ 40 g だいこん 40 g しょうゆ 1 g	① だいこんはおろす。 ② 塩ざけを焼く。 ③ ②に①をそえてしょうゆをかける。
青菜のピーナッツ和え（副菜）	ほうれんそう 80 g ピーナッツバター 6 g しょうゆ 2 g	① ほうれんそうはゆで，一口大に切る。 ② ①にしょうゆとピーナッツバターを加えて和える。
梨（デザート）	なし 50 g	① 皮をむき，適当な大きさに切る。

昼

献立	1人分材料・分量（目安量）	作り方
きのこスパゲッティ（主食）	スパゲッティ 80 g しめじ 20 g 生しいたけ 10 g えのきたけ 20 g あさり水煮缶 30 g ショルダーベーコン 20 g しょうが 5 g 油 4 g 塩 0.5 g うすくちしょうゆ 7 g 青じそ 1 g	① スパゲッティはたっぷりの湯でゆでておく。 ② しめじは1本ずつにほぐす。生しいたけは軸を取り，せん切りにする。えのきたけは根元を落とし適当な長さに切る。 ③ しょうがは皮をむきみじん切りにする。 ④ 青じそはせん切りにする。 ⑤ フライパンに油を熱し，しょうがを炒め，きのことあさり，ベーコンを加えて強火で炒める。 ⑥ ⑤に調味料とスパゲッティを加え手早くかき混ぜ火を止める。 ⑦ ⑥に青じその半分を混ぜる。 ⑧ ⑦を盛りつけ，上に青じそを飾る。
せん切り野菜の梅肉和え（副菜）	キャベツ 40 g きゅうり 20 g にんじん 10 g れんこん 10 g サラダな 10 g おから 20 g 梅肉 5 g 砂糖 1 g みりん 2 g	① キャベツ，きゅうり，にんじんはせん切りにする。れんこんは薄い半月に切り，さっとゆでる。 ② おからはからいりする。 ③ 梅肉に砂糖を加え混ぜ，みりんを加えてゆるめる。 ④ ①②を③で和える。 ⑤ サラダなをあしらい盛りつける。
牛乳かん（デザート）	牛乳 100 g 寒天 0.8 g 水 15 g 砂糖 6 g 水 15 g 砂糖 6 g ブルーベリー 10 g	① 鍋に寒天を入れ，水で湿らせておく。 ② ①を火にかけ寒天を溶かしたら牛乳と砂糖 6 g（小さじ 2）を加える。 ③ ひと煮立ちしたら火を止め，器に入れ冷やし固める。 ④ 鍋に水を入れ，砂糖 6 g を加えて溶かしシロップを作り冷やしておく。 ⑤ ③に④のシロップをかけ，ブルーベリーを飾る。

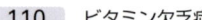

ビタミン欠乏症

夕

献立	1人分材料・分量（目安量）	作り方
ごはん（主食）	ごはん 200g	
中華風スープ（汁）	木綿豆腐 30g 大豆もやし 20g にら 5g うずら卵水煮缶 10g（1個） 中華だし 150g 塩 1g	① もやしは根を取り適当な長さに切る。にらは刻む。木綿豆腐は1cm程度の角切りにする。 ② 鍋に中華だしを入れ火にかけ，もやしを入れてひと煮し，うずら卵，豆腐を加える。火が通ったら，塩を加えて味を調える。最後ににらを入れ，火を止める。
牛レバーの七味焼き（主菜）	牛肉（レバー）40g 長ねぎ 2g にんにく 0.5g しょうゆ 2.5g 酒 1g 砂糖 1g ラー油（少々） こしょう（少々） 赤とうがらし（少々） 赤ピーマン 20g 油 2g	① レバーは冷水に10分さらして血抜きをし，水気をふく。 ② ねぎとにんにくはみじん切りにしておく。 ③ 調味料を合わせ，ねぎとにんにくを加えて混ぜる。 ④ ③にレバーを20分間漬け込んでおく。 ⑤ ピーマンは種を取り，5mm程度のせん切りにする。 ⑥ フライパンを熱し，油を引き，ピーマンをさっと炒めて取り出す。 ⑦ フライパンにレバーを加えて両面をこんがりと焼き，レバーの漬け汁を加えてレバーにからめながら焼き上げる。
切干しだいこんの酢の物（副菜）	切干しだいこん 7g きくらげ（乾）0.5g にんじん 10g　酢 7g だし汁 100g　うすくち きゅうり 15g　しょうゆ 5g 塩 0.2g　　　ごま油 2g しらす干し 10g　ごま 3g	① 切干しだいこんときくらげを水に戻し一口大に切り，ひたひたのだし汁で煮て汁気をきる。 ② にんじんときゅうりは細めの短冊切りにし，塩少々を振って絞る。 ③ 調味料を合わせ，①と②，しらす干し，ごまを加え和える。
かき（デザート）	かき 100g	① 皮をむき，適当な大きさに切る。

間食

献立	1人分材料・分量（目安量）	作り方
ミルクティ	紅茶 3g，湯 60g 牛乳 100g	① 60gのお湯に紅茶3gを煮出し，牛乳を加える。
ふかしいも	さつまいも 80g バター 5g	① さつまいもをふかし，バターをのせる。

1日の栄養量

	E(kcal)	P(g)	F(g)	VB₂(mg)	食塩(g)
朝	581	23.0	11.9	0.38	2.9
昼	618	27.5	14.7	0.44	2.9
夕	621	23.2	11.8	1.44	3.2
間食	219	4.9	8.1	0.20	0.2
計	2,038	78.6	46.5	2.45	9.2

P：F：C　P 15.4　F 20.5　C 64.0　%

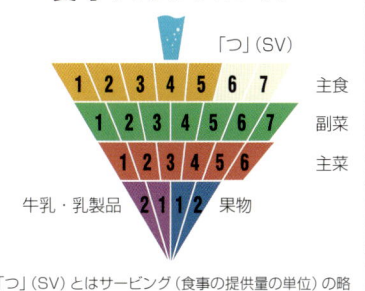

食事バランスガイド

「つ」(SV)
主食 1-7
副菜 1-7
主菜 1-6
牛乳・乳製品 2　果物 2

「つ」(SV) とはサービング（食事の提供量の単位）の略

食事計画献立例2

食事計画 献立例 2 2,000 kcal

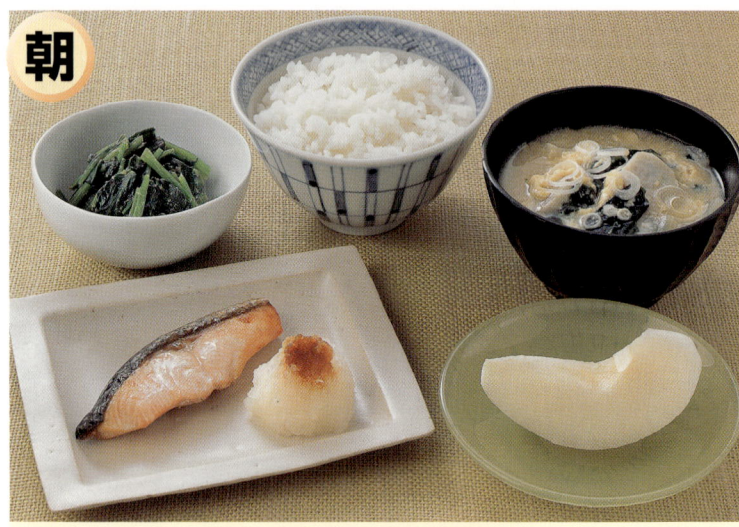

朝

●秋野菜をたっぷり使った和食の献立です

- **主食** ごはん
- **汁** たまごと野菜のみそ汁
  variation もずくスープまたは野菜とマカロニのスープ p.119
- **主菜** 焼き塩ざけ
  variation 煮干の南蛮漬 p.121
- **副菜** 青菜のピーナッツ和え
  variation ビーンズサラダ p.122
- **デザート** 梨

	E (kcal)	P (g)	F (g)	VB₂ (mg)	食塩 (g)
ごはん	336	5.0	0.6	0.02	0.0
たまごと野菜のみそ汁	80	5.2	3.4	0.13	1.7
焼き塩ざけ	88	9.2	4.5	0.07	0.9
青菜のピーナッツ和え	56	3.4	3.4	0.17	0.3
梨	22	0.2	0.1	0.00	0.0

昼

●秋の味覚，ビタミン豊富なきのこと貝を使っためんの献立です

- **主食** きのこスパゲッティ
  variation やきそば p.118
- **副菜** せん切り野菜の梅肉和え
  variation ひじきとあさりの和え物 p.122
- **デザート** 牛乳かん
  variation カボチャのプディング p.124

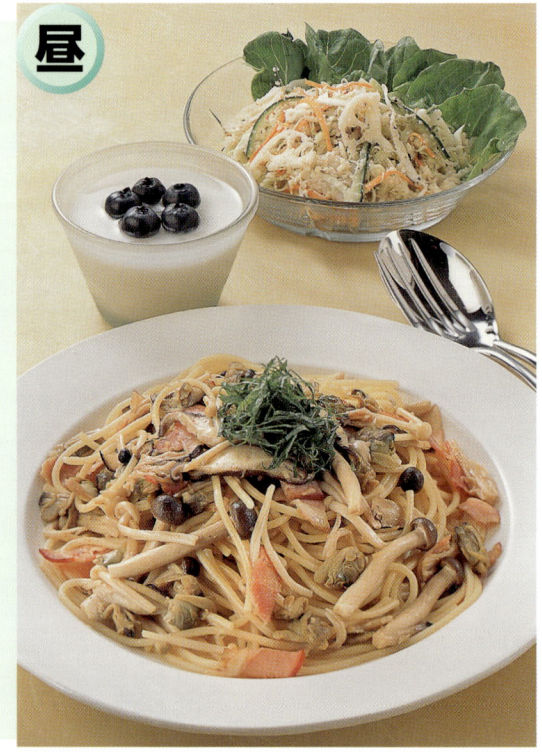

	E (kcal)	P (g)	F (g)	VB₂ (mg)	食塩 (g)
きのこスパゲッティ	426	21.8	9.0	0.24	2.4
せん切り野菜の梅肉和え	74	2.4	1.9	0.04	0.4
牛乳かん	118	3.4	3.8	0.15	0.1

ビタミン欠乏症

夕

●いろいろなビタミンが豊富なレバーを使った中華風の献立です

主食	ごはん
汁	中華風スープ *variation* もずくスープまたはいわしのつみれ汁 *p.119*
主菜	牛レバーの七味焼き *variation* スペイン風納豆オムレツ *p.121*
副菜	切干しだいこんの酢の物 *variation* ひじきとあさりの和え物 *p.122*
デザート	かき

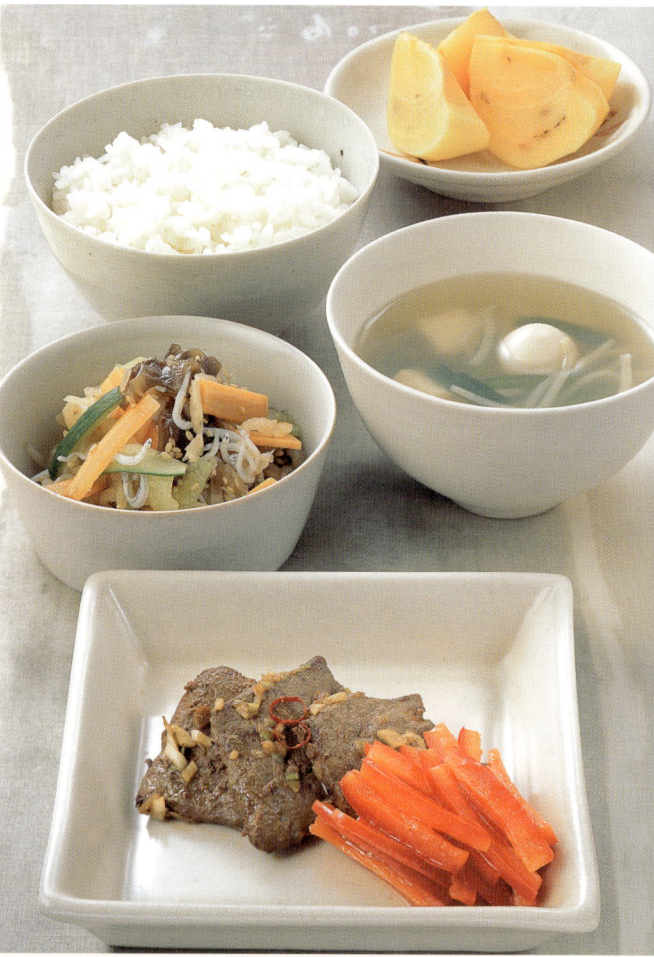

	E (kcal)	P (g)	F (g)	VB$_2$ (mg)	食塩 (g)
ごはん	336	5.0	0.6	0.02	0.0
中華風スープ	53	5.1	3.0	0.11	1.2
牛レバーの七味焼き	91	8.3	4.0	1.24	0.4
切干しだいこんの酢の物	81	4.4	4.0	0.05	1.6
かき	60	0.4	0.2	0.02	0.0

間食

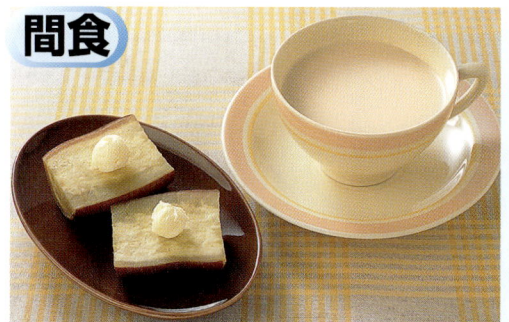

間食	ミルクティ ふかしいも *variation* さつまいもの茶巾 *p.123*

	E (kcal)	P (g)	F (g)	VB$_2$ (mg)	食塩 (g)
ミルクティ	76	3.9	3.9	0.17	0.1
ふかしいも	143	1.0	4.2	0.03	0.1

食事計画 ｜ 献立例 3　　2,000 kcal

朝食は洋風がゆ，昼食と夕食は和食の冬の食材の献立

朝

献　立	1人分材料・分量（目安量）	作り方
しめじのトマトリゾット **主食**	ごはん 150 g 洋風だし 200 g しめじ 30 g たまねぎ 20 g にんにく 1 g ショルダーベーコン 10 g トマト水煮缶ホール 50 g バター 2 g 白ワイン 10 g こしょう（少々）　粉チーズ 5 g パセリ 1 g	① ごはんはさっと水で洗っておく。 ② しめじは1本ずつにほぐす。 ③ たまねぎは皮をむき，一口大に切る。 ④ パセリとにんにくはみじん切りにする。 ⑤ ベーコンは5 mm程度の幅に切る。 ⑥ 鍋を火にかけバターを溶かし，たまねぎ，にんにく，ベーコンを炒め，ワイン，つぶしたトマトの水煮，洋風だしを入れ混ぜ合わせ，ごはんを加え，混ぜながら10分程度煮る。 ⑦ ごはんがやわらかくなったら，しめじを加えひと煮立ちし，火を止める。 ⑧ ⑦を器に盛り，粉チーズとパセリを振る。
ポテトサラダ **主菜**	じゃがいも 80 g にんじん 10 g きゅうり 20 g マヨネーズ 10 g こしょう（少々） レタス 15 g　卵 50 g	① じゃがいもは皮をむき，1 cm程度の角切りにする。にんじんは皮をむき，やや小さめの角切りにする。 ② ①をゆでておく。 ③ 卵はゆでる。 ④ きゅうりは少し厚めの斜め輪切りにする。 ⑤ ②と④，マヨネーズを和え，こしょうを少々ふる。 ⑥ 器にレタスを敷き，⑤とゆでたまごを盛る。
みかん **デザート**	みかん 100 g	

昼

献　立	1人分材料・分量（目安量）	作り方
ごはん **主食**	ごはん 200 g	
豆腐の清し汁 **汁**	かいわれだいこん 3 g 木綿豆腐 50 g とろろ昆布 1 g 昆布だし 150 g うすくちしょうゆ 6 g	① 豆腐は1 cm角に切る。 ② かいわれだいこんは根を取り，適当な長さに切る。 ③ 鍋に昆布だしとしょうゆを入れ，火にかけ，豆腐を入れ，火が通ったら火をとめる。 ④ ③を器に盛り，とろろ昆布とかいわれだいこんをのせる。
豚肉の角煮 **主菜**	豚肉（ロース） 60 g A ｛ しょうが 3 g 　　しょうゆ 3 g 　　砂糖 1.5 g 　　酒 5 g かぶ（葉つき） 70 g（葉 20 g） うすくちしょうゆ 2 g 塩 0.2 g みりん 2 g 昆布だし 100 g	① 鍋を熱し，豚肉に焦げ目をつけ，Aを加えて昆布だしから適量（少量）を取り，火が通るまで煮る。 ② かぶの葉は適当な長さに切り，さっとゆでておく。 ③ かぶ（根）は皮をむき，くし切りにする。 ④ 鍋に昆布だしと調味料を入れ，かぶ（根）を入れてやわらかくなるまで煮る。 ⑤ ④に②のかぶの葉を加えてさっと煮る。 ⑥ 器に①と⑤を盛り合わせる。
カリフラワーの三杯酢漬 **副菜**	カリフラワー 60 g にんじん 5 g 酢 7 g　砂糖 2 g　塩 0.3 g 赤とうがらし（少々）	① カリフラワーはゆで，一口大に切る。 ② にんじんは，細いせん切りにする。 ③ 調味料を合わせ，①と②を別々に和える。 ④ 器にカリフラワーを盛り，にんじんを上に飾る。
ヨーグルト **デザート**	ヨーグルト（加糖） 100 g	

114　ビタミン欠乏症

ビタミン欠乏症

献立	1人分材料・分量（目安量）	作り方
夕 ごはん（主食）	ごはん 100 g	
そば汁（汁）	そば（ゆで）40 g なると 10 g 万能ねぎ 1 g のり 0.1 g だし汁 150 g うすくちしょうゆ 6 g 酒 5 g みりん 5 g	① 万能ねぎは，小口切りにする。 ② のりは，はさみで，線に切っておく。 ③ なるとは薄く2枚に切る。 ④ 鍋にだし汁と調味料を入れ火にかけ，煮立ったら，そばを入れる。 ⑤ ④を器に盛り，上に，なるととねぎ，のりを飾る。
納豆の かき揚げ（主菜）	納豆 25 g グリンピース水煮缶 5 g 小麦粉 6 g 水 2 g 卵 3 g ししとうがらし 7 g 油（吸油量）8 g　うすくち だいこん 40 g　しょうゆ 3 g だし汁 10 g　みりん 2 g	① だいこんはおろす。 ② 鍋にだし汁と調味料を入れ火にかけ，天つゆを作る。 ③ 卵をよくほぐしてから水を加え，小麦粉をふるい入れてさっくりと混ぜ合わせ，衣を作る。 ④ ③に納豆とグリンピースを入れ，混ぜ合わせる。 ⑤ 揚げ油を180℃位に熱し，④をスプーンですくって，広げるように入れ，カラッと揚げる。 ⑥ ししとうは表面に空気穴を開けて素揚げにする。
しめさばと ねぎの 酢みそかけ（副菜）	さば 40 g 塩 0.4 g 酢 4 g，昆布 3 g 長ねぎ 40 g カットわかめ 2 g 西京みそ 12 g　酢 8 g みりん 3 g　ゆずの皮 0.5 g	① さばは三枚におろし，塩を振り，1時間置いて水洗いし，酢に昆布と漬け30分置く。薄皮をむいてそぎ切りにする。 ② ねぎは食べやすい長さに切り，さっとゆでておく。 ③ わかめは水に戻し，一口大に切る。 ④ ゆずの皮は細いせん切りにする。 ⑤ 調味料を合わせて酢みそを作る。 ⑥ ①②③を盛り合わせ，酢みそをかけ，上にゆずの皮を飾る。

献立	1人分材料・分量（目安量）	作り方
間食 にんじん ジュース 落花生	牛乳 100 g にんじん 70 g バナナ 30 g りんご 50 g はちみつ 5 g 落花生 10 g	① にんじんを適当な大きさに切り，ミキサーにかける。 ② ①に，牛乳とバナナ，りんご，はちみつを加え，さらにミキサーで混ぜる。

1日の栄養量

	E(kcal)	P(g)	F(g)	VC(mg)	食塩(g)
朝	613	20.3	17.9	76	2.7
昼	638	29.0	10.2	76	3.0
夕	560	22.0	17.1	15	3.8
間食	219	6.8	8.9	11	0.2
計	2,030	78.1	54.2	178	9.7

P：F：C　P 15.4　F 24.0　C 60.6　％

食事バランスガイド

「つ」(SV) 主食 1 2 3 4 5 6 7
副菜 1 2 3 4 5 6 7 8
主菜 1 2 3 4 5 6
牛乳・乳製品 3 2 1　果物 1 2

「つ」(SV)とはサービング（食事の提供量の単位）の略

食事計画献立例3

食事計画 | 献立例 3   2,000 kcal

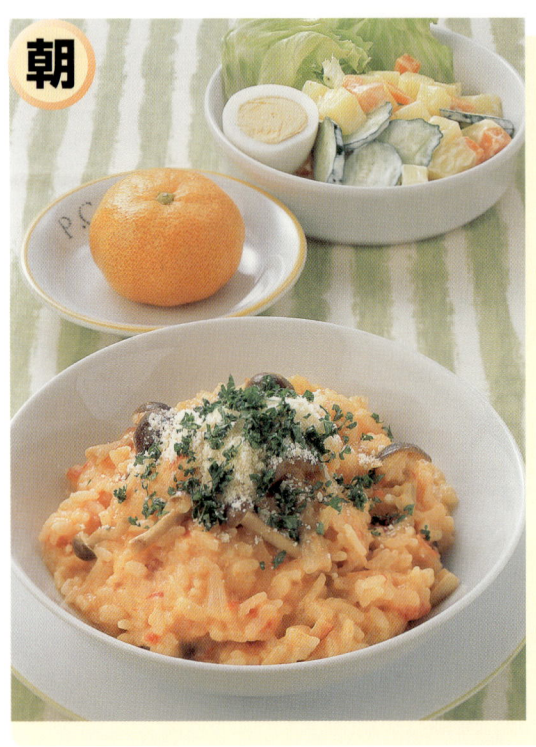

朝

●きのことトマトを使ったビタミンたっぷりのリゾットです

- 主食　しめじのトマトリゾット
  variation　ごはんのお好み焼き *p.118*
- 主菜　ポテトサラダ
  variation　ビーンズサラダ *p.122*
- デザート　みかん
  variation　野菜ジュース *p.124*

	E (kcal)	P (g)	F (g)	VC (mg)	食塩 (g)
しめじのトマトリゾット	352	11.7	5.0	12	2.3
ポテトサラダ	215	7.9	12.8	32	0.4
みかん	46	0.7	0.1	32	0.0

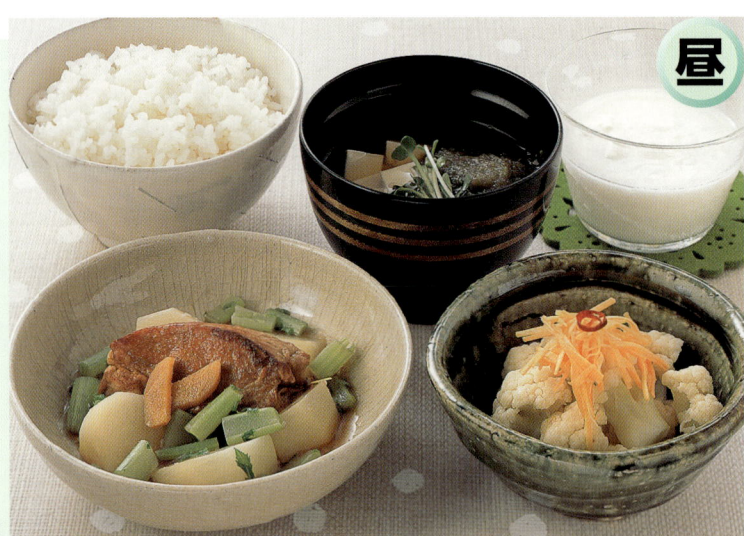

昼

●ビタミンが豊富なかぶの葉を使います

- 主食　ごはん
- 汁　豆腐の清し汁
  variation　もずくスープ *p.119*
- 主菜　豚肉の角煮
  variation　さけのアーモンドソースかけ *p.120*
- 副菜　カリフラワーの三杯酢漬
  variation　切干だいこんの中華風スープ *p.119*
- デザート　ヨーグルト

	E(kcal)	P(g)	F(g)	VC(mg)	食塩(g)
ごはん	336	5.0	0.6	0	0.0
豆腐の清し汁	47	3.9	2.1	2	1.3
豚肉の角煮	160	13.9	7.2	26	1.2
カリフラワーの三杯酢漬	28	1.9	0.1	49	0.3
ヨーグルト	67	4.3	0.2	0	0.2

ビタミン欠乏症

夕

● 和食のビタミン源，魚と納豆を使った献立です

主食	ごはん
汁	そば汁 *variation* とろろいものモロヘイヤ風味 *p.122*
主菜	納豆のかき揚げ *variation* ビーンズサラダ *p.122*
副菜	しめさばとねぎの酢みそかけ *variation* しいたけのチーズ焼き *p.120*

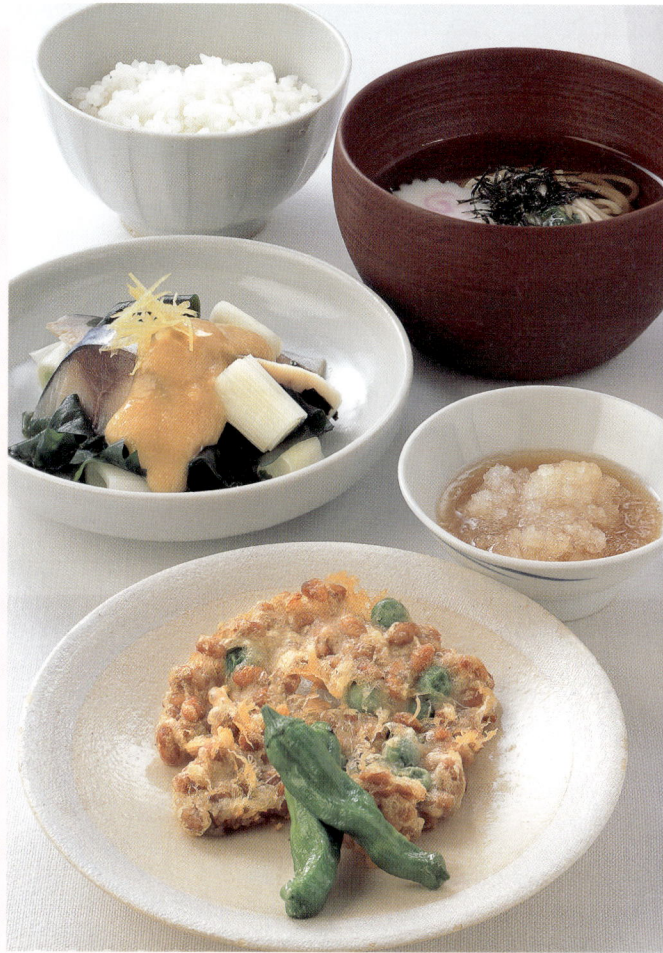

	E (kcal)	P (g)	F (g)	VC (mg)	食塩 (g)
ごはん	168	2.5	0.3	0	0.0
そば汁	85	3.6	0.4	1	1.3
納豆のかき揚げ	171	5.7	11.0	8	0.5
しめさばとねぎの酢みそかけ	136	10.3	5.4	6	2.0

間食

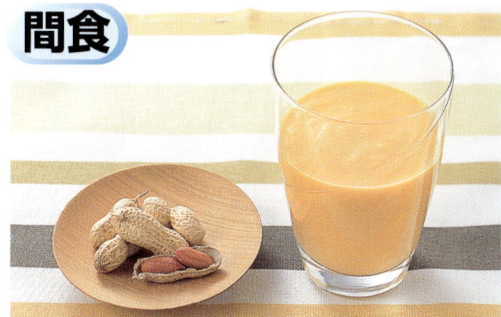

| 間食 | にんじんジュース
落花生
variation いちごミルク *p.124* と
きびだんご *p.123* |

	E (kcal)	P (g)	F (g)	VC (mg)	食塩 (g)
にんじんジュース	160	4.2	4.0	11	0.2
落花生	59	2.7	4.9	0	0.0

食事計画献立例3

組合せ料理例

主食

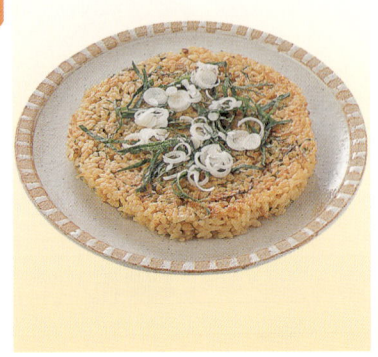

ごはんのお好み焼き

材料・分量（目安量）

胚芽米ごはん	200 g	卵	50 g
しらす干し	10 g	粉チーズ	5 g
かつお節	1 g	しょうゆ	10 g
青じそ	5 g	こしょう	（少々）
長ねぎ	10 g	油	2 g

作り方
① 青じそはせん切り，ねぎは小口切りにする。
② ボウルに卵を割りほぐし，飾り用の青じそとねぎを残してすべての材料を加え，調味料を加えて混ぜ合わせる。
③ 熱したフライパンに油を引き，②を入れ弱火にかけ，フライ返しで押さえつけながらじっくりと焼く。カリカリになったら裏返して焦げ目をつける。
④ ③を皿に盛り，飾り用の青じそとねぎを飾る。

● 胚芽米ごはんを使うことによってビタミンB_1がアップ。

E(kcal)	P(g)	F(g)	VB_1(mg)	食塩(g)
488	19.6	10.3	0.24	2.5

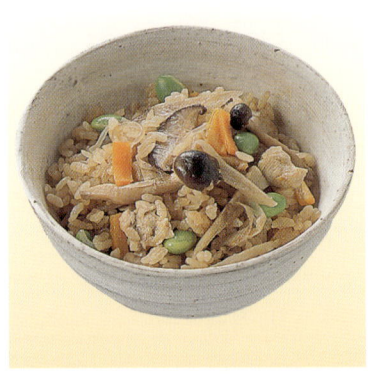

きのことえだまめのごはん

材料・分量（目安量）

米	90 g	にんじん	10 g
しいたけ・昆布だし	120 g	鶏肉（もも皮つき）	20 g
乾しいたけ	2 g	うすくちしょうゆ	10 g
しめじ	20 g	酒	7 g
ごぼう	20 g	みりん	3 g
しらたき	20 g	えだまめ	10 g

作り方
① 米は洗い炊飯器に入れ，分量のだし汁につけ，30分以上置く。
② 乾しいたけは水に戻し短冊に切る。しめじは1本ずつにほぐす。ごぼうは皮をむきささがきにし，水に放しておく。しらたきは熱湯でゆで，細かく切る。にんじんは皮をむき，短冊に切る。鶏肉は5 mm角に切る。
③ えだまめはゆで，さやから出しておく。
④ ①に②と調味料を加え炊く。炊き上がったら，半量のえだまめを混ぜる。
⑤ ④を茶碗に盛り，残りのえだまめを上に飾る。

● 具はひじきなどいろいろアレンジを。具総量は80〜100 gくらいに。

E(kcal)	P(g)	F(g)	VB_1(mg)	食塩(g)
424	12.1	4.4	0.17	1.8

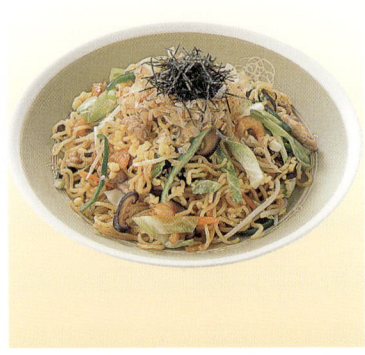

やきそば

材料・分量（目安量）

豚肉（もも）	20 g	にんじん	10 g	蒸し中華めん	160 g
干しえび	10 g	乾しいたけ	2 g	ウスターソース	15 g
りょくとうもやし	20 g	きくらげ	1 g	こしょう	（少々）
キャベツ	20 g	卵	20 g	のり	0.5 g
ピーマン	10 g	油	4 g	かつお節	0.5 g

作り方
① 豚肉は細切りにする。干しえびはぬるま湯に20分位つけて戻しておく。
② もやしは適当な長さに，キャベツは太めのせん切りに，にんじんは皮をむき短冊に切る。ピーマンは種を除き細く切る。きくらげとししいたけは水に戻してせん切りにする。
③ フライパンを熱し油を引き，いりたまごを作る。いりたまごを取り出し油を入れ，豚肉とえびを炒め，野菜を加えてさらに炒める。火が通ったら中華めんと調味料を加えて炒め合わせ，最後にいりたまごを混ぜる。皿に盛り，のりとかつお節を振る。

● 干しえびにはビタミンB_{12}のほかミネラルも豊富です。

E(kcal)	P(g)	F(g)	VB_{12}(μg)	食塩(g)
476	22.1	10.5	1.8	2.4

いわしのつみれ汁

材料・分量（目安量）

いわし	20 g	しめじ	10 g
しょうが	2 g	カットわかめ	0.5 g
万能ねぎ	2 g	みそ	12 g
だし汁	150 g	長ねぎ	5 g
だいこん	20 g		

作り方
① すりつぶしたいわしに，しょうが汁と刻んだ万能ねぎを混ぜ，だんごを作る。
② 鍋にだし汁とだいこんとしめじを入れ火にかけ，少しやわらかくなったらいわしを落とし入れ，浮き上がったらみそを加え火を止め，わかめとねぎを入れる。

●魚類はビタミンDが豊富。あじやとびうおでも。

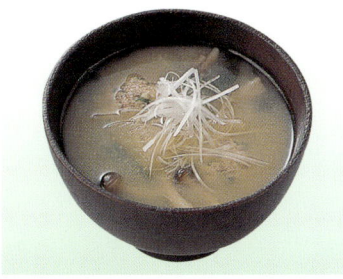

E(kcal)	P(g)	F(g)	VD(μg)	食塩(g)
76	6.1	3.7	2.4	1.8

切干しだいこんの中華風スープ

材料・分量（目安量）

切干しだいこん	5 g	中華だし	150 g
にんじん	10 g	しょうゆ	3 g
カットわかめ	1 g	塩	0.3 g
長ねぎ	5 g		

作り方
① 切干しだいこんとわかめは水で戻す。
② にんじんはせん切りにする。
③ ねぎは小口に切る。
④ 鍋に中華だしと切干しだいこん，にんじん，わかめを入れ火にかけ，やわらかくなったら調味料を加えて味を調える。火を止めてねぎを入れる。

●煮過ぎないように。しゃきっとした歯ざわりがおいしさのポイント。

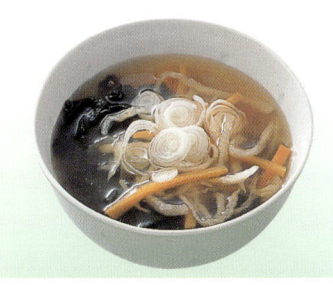

E(kcal)	P(g)	F(g)	VA(μgRE)	食塩(g)
27	2.0	0.1	70	1.2

もずくスープ

材料・分量（目安量）

もずく	50 g	卵	25 g
だし汁	120 g	長ねぎ	5 g
しょうゆ	6 g		
みりん	2 g		

作り方
① だし汁と調味料を鍋に入れて火にかけ，煮立ったら，もずくを入れる。
② ①に溶き卵を入れ，火を止めてひと混ぜし，小口切りのねぎを入れる。

●塩蔵もずくは流水でよく洗いましょう。塩が抜けない場合は水に漬けておきます。

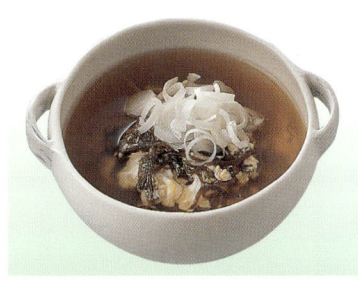

E(kcal)	P(g)	F(g)	VK(μg)	食塩(g)
52	4.0	2.6	11	1.2

野菜とマカロニのスープ

材料・分量（目安量）

マカロニ	5 g	たまねぎ	20 g	洋風だし	150 g
ロースハム	10 g	マッシュルーム（缶）		塩	0.3 g
キャベツ	50 g		10 g	こしょう	(少々)
にんじん	20 g	バター	2 g	パセリ	1 g

作り方
① 野菜，ハムは適当な大きさに切る。マカロニはゆでておく。
② 鍋にバターを溶かし，たまねぎを炒める。洋風だしと残りの野菜，ハムとマッシュルームを入れてさっと煮る。火が通ったらマカロニを加え，塩・こしょうで味を調え火を止める。器に盛り，パセリを散らす。

●キャベツはビタミンK,Cが豊富。代わりにカリフラワーでもOK。

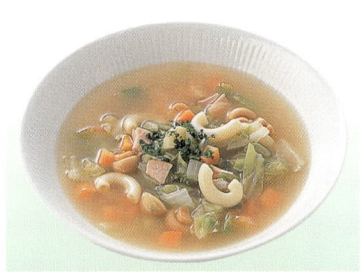

E(kcal)	P(g)	F(g)	VC(mg)	食塩(g)
91	5.6	3.3	29	1.4

組合せ料理例

主菜

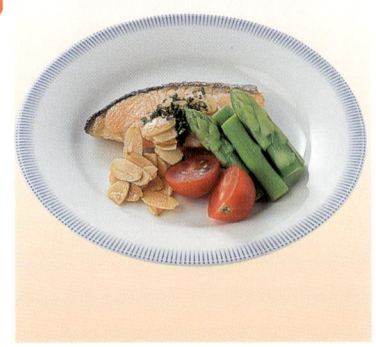

さけのアーモンドソースかけ

材料・分量（目安量）

さけ	40 g	塩	0.2 g
小麦粉	2 g	こしょう（少々）	
油	2 g	パセリ	2 g
バター	2 g	アスパラガス	30 g
アーモンドスライス	5 g	ミニトマト	10 g

作り方

① アスパラガスはゆでて適当な長さに切る。ミニトマトは洗っておく。パセリはみじん切りにしておく。
② さけのまわりに小麦粉をまぶし，熱したフライパンに油を引き焼く。
③ さけを取り出し，バターとアーモンドを入れ，塩，こしょうでさっと炒める。
④ 皿にさけを盛り，③をかけ，パセリのみじん切りを散らし，アスパラガスとミニトマトを飾る。

● 種実類にはビタミンB_1，B_2，Eが豊富です。

E(kcal)	P(g)	F(g)	VB_1(mg)	食塩(g)
135	11.0	8.1	0.13	0.3

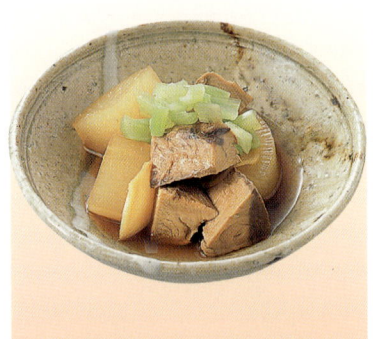

なまり節の煮物

材料・分量（目安量）

なまり節	40 g	砂糖	1 g
だいこん	60 g	みりん	2 g
だいこん葉	20 g	酒	3 g
しょうが	5 g	しょうゆ	6 g
だし汁	100 g		

作り方

① なまり節は一口大に切る。だいこんは皮をむき，2 cmの半月形に切る。だいこん葉はさっとゆでて適当な長さに切る。しょうがは薄切りにする。
② 鍋にだいこんとだし汁を入れて煮る。透き通ったら，しょうがとなまり節を加え，なまり節に火が通ったら，砂糖とみりん，酒を加えて5〜6分煮た後，しょうゆを加え，さらに5分位煮る。最後にだいこん葉を加えて火を止める。

● なまり節はビタミンB群やDの他，ミネラルも豊富に含みます。

E(kcal)	P(g)	F(g)	VD(μg)	食塩(g)
105	16.9	0.6	8.4	1.1

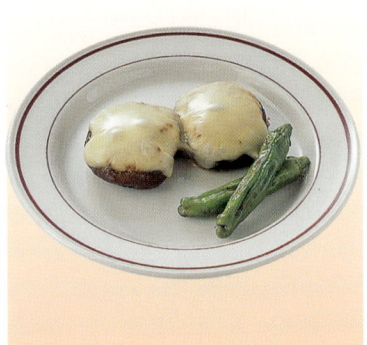

しいたけのチーズ焼き

材料・分量（目安量）

生しいたけ	30 g	こしょう（少々）	
小麦粉	3 g	プロセスチーズ	15 g
鶏肉（ひき肉）	30 g	油	2 g
長ねぎ	5 g	ししとうがらし	7 g
うすくちしょうゆ	1 g	油	1 g
塩	0.1 g		

作り方

① しいたけは軸を切り落として水気を取る。ねぎはみじん切りにする。
② チーズはしいたけの大きさに合わせて薄く切る。
③ 鶏肉にねぎを混ぜ，調味料を加えて粘りがでるまでよく混ぜ合わせる。
④ ①の裏側に小麦粉を振り，③をはりつけてよくおさえる。
⑤ フライパンを熱し油を引き，④の鶏肉の側から焼く。肉に弾力がついたら裏返し，チーズをのせてふたをし，弱火でチーズが溶けるまで焼く。
⑥ ししとうを炒め，皿に⑤と盛り合わせる。

● しいたけは水につけずにかさの裏をぬれふきんでよくふきます。

E(kcal)	P(g)	F(g)	VD(μg)	食塩(g)
149	11.0	9.6	0.6	0.7

スペイン風納豆オムレツ

材料・分量（目安量）

納豆	10 g	塩	0.2 g
卵	30 g	こしょう	（少々）
じゃがいも	15 g	バター	2 g
たまねぎ	10 g	ブロッコリー	30 g
ロースハム	10 g	トマト	30 g
ほうれんそう	10 g		

作り方
① じゃがいもは2mm厚さのいちょう切りにして水にさらし水気をきる。たまねぎ，ハムは1cm角に切る。ほうれんそうはゆでて2cmのざく切りにする。
② トマトはくし形に切る。ブロッコリーは小房に分けゆでる。
③ ボウルに卵を溶き，納豆，ハム，ほうれんそう，調味料を加えて混ぜる。
④ フライパンにバターを温め，じゃがいもとたまねぎを入れて炒め，③を流し入れ，弱めの中火にしてふたをして片面が焼き固まるまで5～6分焼き，裏返して焼き色がつくまでさらに2分間位焼く。
⑤ ④を切り器に盛り，②を添える。
● 納豆はビタミンB_2，Kなどビタミンが豊富です。

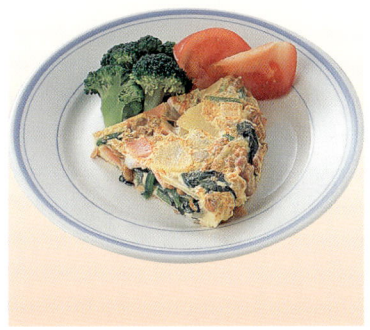

E(kcal)	P(g)	F(g)	VK(μg)	食塩(g)
133	9.1	7.4	141	0.6

レバーにら豆腐

材料・分量（目安量）

木綿豆腐	80 g	かたくり粉	3 g	酒	10 g
豚レバー	40 g	にら	40 g	塩	0.5 g
酒	3 g	赤とうがらし	（少々）	しょうゆ	6 g
しょうが	5 g	油	4 g		

作り方
① 豆腐はふきんに包んで重石をし，厚みが半分になるくらいまで水気をきり，一口大に切る。しょうがは皮をむきおろして汁をしぼる。
② レバーは水洗いをして水につけ血抜きをし，水気をきって酒としょうが汁を振り，かたくり粉をまぶす。
③ にらは3cmの長さに切る。赤とうがらしは種を取り小口切りにする。
④ 中華なべに油を熱し，赤とうがらしを炒め，レバーを加えて炒める。レバーの色が変わってきたら，にらを入れて手早く炒め，豆腐を入れて調味料を加えて炒め合わせる。
● レバーはビタミンA，B_1，B_2などのビタミンとミネラルが豊富です。

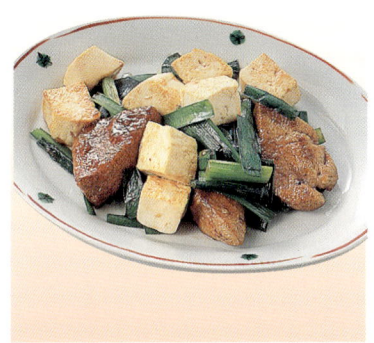

E(kcal)	P(g)	F(g)	VB_2(mg)	食塩(g)
184	14.7	8.9	1.53	1.4

煮干しの南蛮漬

材料・分量（目安量）

煮干し	30 g	だし汁	10 g
たまねぎ	20 g	酢	10 g
にんじん	30 g	しょうゆ	3 g
赤とうがらし	（少々）	砂糖	3 g

作り方
① たまねぎは薄切りにし，水にさらしておく。にんじんはせん切りにする。
② 煮干しはフライパンでからいりする。
③ だし汁と調味料を合わせひと煮立ちさせ，赤とうがらしを加える。
④ ③に①②を漬け込む。

● 煮干しは熱いうちに漬け込むことがポイントです。

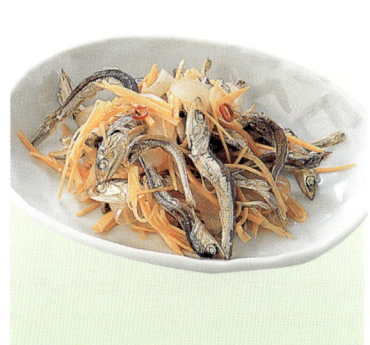

E(kcal)	P(g)	F(g)	VA(μgRE)	食塩(g)
135	20.0	1.9	206	1.8

組合せ料理例　121

組合せ料理例

副菜

ビーンズサラダ

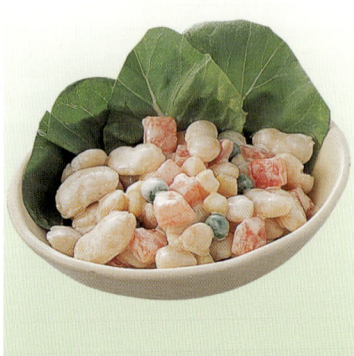

材料・分量（目安量）

白いんげん（乾）	20 g	マヨネーズ	5 g
グリンピース水煮	10 g	プレーンヨーグルト	25 g
ホールコーン（冷凍）	5 g	塩	0.1 g
トマト	20 g	サラダな	10 g

作り方

① いんげんは水につけて戻し，やわらかくゆで水気をきる。
② トマトは種を除き，1 cm角に切る。
③ マヨネーズとヨーグルト，塩を混ぜドレッシングを作る。
④ サラダな以外の材料を和える。
⑤ 器にサラダなを敷き，④を盛る。

E(kcal)	P(g)	F(g)	VB₁(mg)	食塩(g)
137	5.8	5.1	0.14	0.3

●豆は7時間以上水に漬けて戻します。豆にはビタミンB_1，B_2が豊富に含まれます。

ひじきとあさりの和え物

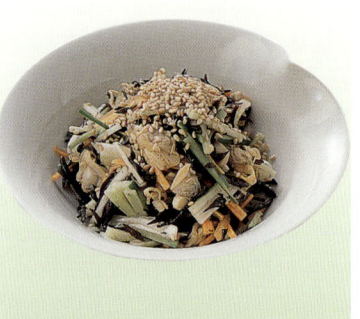

材料・分量（目安量）

ひじき	3 g	練りわさび	（少々）
にんじん	10 g	しょうゆ	3 g
きゅうり	20 g	ごま油	2 g
セロリー	10 g	酢	3 g
あさり（水煮缶）	20 g	ごま	3 g

作り方

① ひじきは水に戻し，さっとゆで，水気をきっておく。
② にんじん，きゅうり，セロリーはせん切りにする。
③ 調味料とごまを混ぜ合わせ，①②とあさりを和える。

E(kcal)	P(g)	F(g)	VB₁₂(μg)	食塩(g)
76	5.6	4.1	12.8	0.8

●貝類や海藻類にはビタミン，特にビタミンB_{12}が豊富です。

とろろいものモロヘイヤ風味

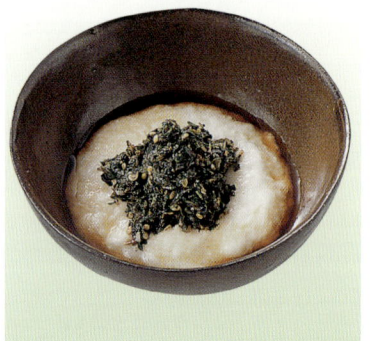

材料・分量（目安量）

じねんじょ	70 g	しょうゆ	1.5 g
モロヘイヤ	30 g	のり	（少々）
ごま	3 g	酢	5 g
かつお節	1 g	しょうゆ	3 g
みりん	1 g		

作り方

① フライパンでごまとかつお節をからいりし，みりん，しょうゆを加えてさらにいる。
② モロヘイヤを電子レンジで乾燥し，いったかつお節とごまと一緒にミキサーにかける。
③ じねんじょをおろし，酢しょうゆをかけ，さらに①②をかけ，のりを散らす。

E(kcal)	P(g)	F(g)	VA(μgRE)	食塩(g)
124	5.2	2.2	263	0.7

●乾燥モロヘイヤはビタミン豊富な保存食，ふりかけとしても使用できます。

ししとうとじゃこの佃煮

材料・分量（目安量）

ししとう	30 g	ごま油	2 g
長ねぎ	10 g	塩	0.3 g
ちりめんじゃこ	10 g	酒	5 g
赤とうがらし	（少々）		

作り方
① ししとうは斜め半分に、ねぎは1cmの輪切りにする。
② フライパンにごま油を熱し、ちりめんじゃこと赤とうがらしを中火で1～2分炒め、①を加えて混ぜ、調味料を加えて、さらに1分程度炒める。

●常備菜として作っておくと、食欲のない時のビタミン源に便利です。

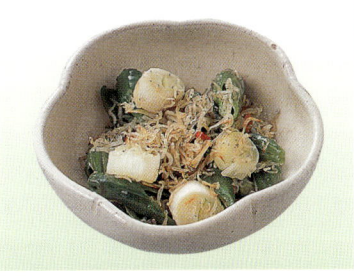

E(kcal)	P(g)	F(g)	VD(μg)	食塩(g)
56	4.7	2.5	6.1	1.0

きびだんご

材料・分量（目安量）

きな粉	20 g	水	8 g
はちみつ	10 g		

作り方
① きなことはちみつ、水を混ぜて一口大のだんごにする。

●きな粉はビタミンB_1, B_2が豊富、ごまを混ぜるとさらにアップします。

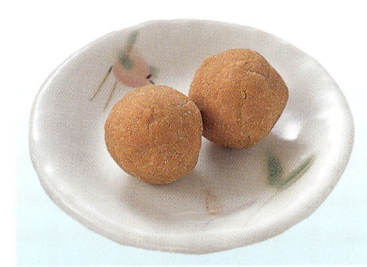

E(kcal)	P(g)	F(g)	VB_1(mg)	食塩(g)
117	7.1	4.7	0.15	0.0

さつまいもの茶巾

材料・分量（目安量）

さつまいも	50 g	ごま	0.1 g
抹茶	0.5 g		

作り方
① さつまいもは一口大に切り水にさらした後、やわらかくゆで皮をむく。
② すり鉢で①をつぶし、抹茶を加えてよく混ぜ合わせる。
③ ふきんに①をのせ、茶巾の形にしぼって取り出し、上からごまを振る。

●抹茶はビタミンが豊富な食品、上手に使ってビタミンアップを。

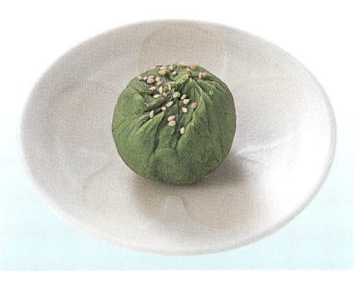

E(kcal)	P(g)	F(g)	VK(mg)	食塩(g)
68	0.8	0.2	15	0.0

にんじんホットケーキ

材料・分量（目安量）

小麦粉	20 g	レモン皮	2 g
砂糖	6 g	レモン果汁	3 g
ベーキングパウダー	0.8 g	バター	2 g
卵	20 g	バター	5 g（のせる分量）
にんじん	20 g		

作り方
① 卵を卵黄と卵白に分け卵白は泡立てる。バター2gは湯せんで溶かす。にんじんはおろす。ボウルに卵白以外の材料を入れ混ぜ、最後に卵白を合わせる。
② テフロン加工のフライパンで①を両面焼き、皿に盛り、バターをのせる。

●にんじんの代わりにかぼちゃの裏ごしでもおいしくできます。

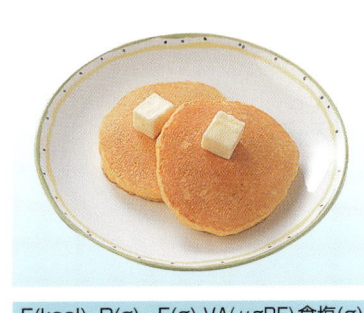

E(kcal)	P(g)	F(g)	VA(μgRE)	食塩(g)
188	4.2	8.1	202	0.4

組合せ料理例

デザート・間食

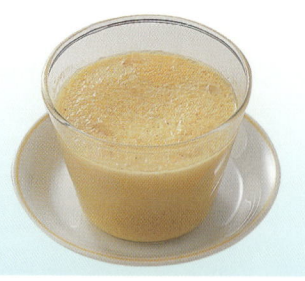

E(kcal)	P(g)	F(g)	VA(μgRE)	食塩(g)
132	5.2	5.2	127	0.2

かぼちゃのプディング

材料・分量（目安量）

かぼちゃ（西洋）	20 g	牛乳	50 g
りんご	10 g	砂糖	5 g
はちみつ	5 g	卵	25 g
水	15 g	レモン	2 g
シナモン	（少々）	バター	0.8 g

作り方

① かぼちゃは皮をむきゆでて裏ごす。りんごはコンポートにする。レモンは皮をおろす。ボウルに砂糖と卵を入れて混ぜ合わせ、人肌に温めた牛乳とかぼちゃ、りんご、その他の材料を混ぜ、バターを塗った型に流し入れて蒸す。

● 弱火で15〜20分蒸します。火が強いとすが立つので要注意。

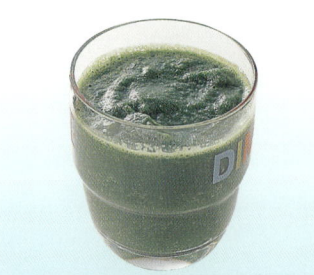

E(kcal)	P(g)	F(g)	VC(mg)	食塩(g)
56	2.3	0.4	69	0.0

野菜ジュース

材料・分量（目安量）

こまつな	100 g	キャベツ	50 g
りんご	50 g	レモン果汁	15 g

作り方

① 材料をミキサーにかける。レモン果汁の量は好みに合わせて調整する。

● 野菜や果物は季節のものを使います。作ったらすぐ飲みましょう。

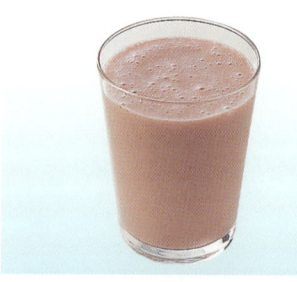

E(kcal)	P(g)	F(g)	VC(mg)	食塩(g)
96	3.8	3.9	32	0.1

いちごミルク

材料・分量（目安量）

牛乳	100 g	はちみつ	4 g
いちご	50 g		

作り方

① いちごは洗って、へたを取る。
② 牛乳、いちご、はちみつをミキサーにかける。

● 果物は季節のものを使いましょう。

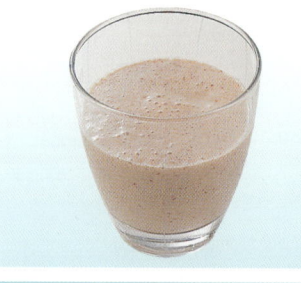

E(kcal)	P(g)	F(g)	VB$_1$(mg)	食塩(g)
158	5.0	2.1	0.04	0.1

小倉セーキ

材料・分量（目安量）

豆乳	100 g	レモン果汁	10 g
あずき缶詰（水煮）	30 g	はちみつ	15 g

作り方

① 材料を合わせてミキサーにかける。

● 豆類はビタミンB$_1$が豊富。豆乳を牛乳、あずきを黒豆でもOK。

感染症，白血病

- 感染症，白血病の医学 …… 126
  医師：工藤秀機（文京学院大学）

- 栄養食事療法 …… 132
  管理栄養士：石井國男（ちば県民保健予防財団）

- 食事計画｜献立例 …… 136
  管理栄養士：石井國男（ちば県民保健予防財団）

- 組合せ料理例 …… 144
  管理栄養士：石井國男（ちば県民保健予防財団）

感染症，白血病の医学

I．感染症，白血病の概要

❶ 感染症の概念

微生物の感染によって引き起こされる疾患を総称して感染症といいます。感染の部位によって呼吸器感染症，尿路感染症，消化管感染症などに分類され，原因病原体別には細菌感染症，ウイルス感染症，真菌感染症などに分けられます。

❷ 感染症に伴う症状

発熱は感染症の特徴的症状といえます。感染症によっては特有な熱型を示すことが知られていますので診断のうえで参考になる場合があります(表1)。

ほかに発熱，頭痛，倦怠感といった全身症状に加えて，感染病巣からの局所症状を伴うのが普通です。

全身感染症では強度の悪寒戦慄，ショックなどの敗血症症状を呈します。原因となることが多い抜歯歴や血管内あるいは尿路へのカテーテル挿入の有無を確認しておくことが重要になります。

咳や痰を訴えるときは呼吸器感染症が疑われますが，上気道感染症はほとんどがウイルスによるもので，自然軽快するものが多いです。咽頭・扁桃炎ではウイルス性以外に溶連菌による細菌感染症に注意する必要があります。

気管支炎・肺炎においては，一般細菌のほか，抗酸菌，真菌，マイコプラズマ，クラミジア，ウイルスなどの原因微生物からの感染症があります。

排尿痛や頻尿を訴えるときは一般細菌による尿路感染症が疑われます。

右上腹部痛と黄疸を訴えるときは肝・胆道感染症が疑われます。このような場合には胆石を伴っていることが多いです。

下痢を主訴とする場合は腸管感染症が疑われます。下痢の場合には体液の電解質バランスが崩れるほか，脱水を起こしている場合がありますので注意

表1　さまざまな熱型と代表的感染症

（1）稽留熱：発熱が持続し，体温変化の日差が1℃以内のパターン
　　1）肺炎球菌性肺炎　2）チフス　3）リッケチア　4）野兎病
（2）間欠熱：体温の変動が激しく，1日に少なくとも一旦は平熱に戻るパターン
　　1）膿瘍　2）粟粒結核　3）腎盂腎炎
（3）弛張熱：体温の変動は間欠熱よりも緩やかで，平熱までは戻らないが，日差が1℃以上となるパターン
　　1）ウイルス感染　2）マイコプラズマ　3）マラリア
（4）再発熱：発熱と正常体温の時期を交互に周期的に繰り返すパターン
　　1）ボレリア症　2）デング熱

が必要です。

頭痛を訴え，頸部硬直が見られた場合は髄膜炎が疑われます。

これらの感染症は一般的に細菌やウイルスでは急性の病状を呈しますが，抗酸菌や真菌では病状の進行が緩やかであるという特徴があります。

❸ 白血病の概念

何らかの原因で，血液幹細胞のあるレベルで異常クローンが発生した病態を白血病化と呼びます。いったん白血病化を起こすと，異常クローンの血液細胞は無限に増殖し，末梢血中に異常クローンに由来する白血病細胞が出現して，骨髄をはじめとする全身諸臓器に白血病細胞の増殖浸潤をきたします（図1）。このような病態を呈した疾患を白血病といいます。白血病細胞の発生母地から骨髄性とリンパ性に二大別され，さらにそれぞれ細胞の未成熟なものを急性，成熟しているものを慢性と分類します。増殖する白血病細胞のタイプによって白血病の分類がなされています（表2）。

1．急性白血病の概念と分類

急性白血病は，骨髄中に芽球増殖を認め，貧血，顆粒球減少症，血小板減少症などの造血障害と白血病細胞による臓器浸潤を特徴とする血液腫瘍性疾患をいいます。急性白血病は，表2のように3タイプに分けられますが，臨床の場ではさらに細かく分類したFAB分類がよく使用されます（表3）。

わが国では白血病のうち急性骨髄性白血病（AML）が全体の約70％を占め，最も頻度が高いです。一方，急性リンパ性白血病（ALL）は約20％程度，慢性骨髄性白血病（CML）が約10％程度となります[*1]。

■ 症状と身体所見（表4）

① 短期間に発現した息切れ，全身倦怠感などの貧血症状

[*1] 急性白血病全体では，年間約3,000〜4,000人の発生があり，このうち治癒が見込まれるのは約1,000人程度であり，年間約2,000〜3,000人が急性白血病で死亡していると推定されている。

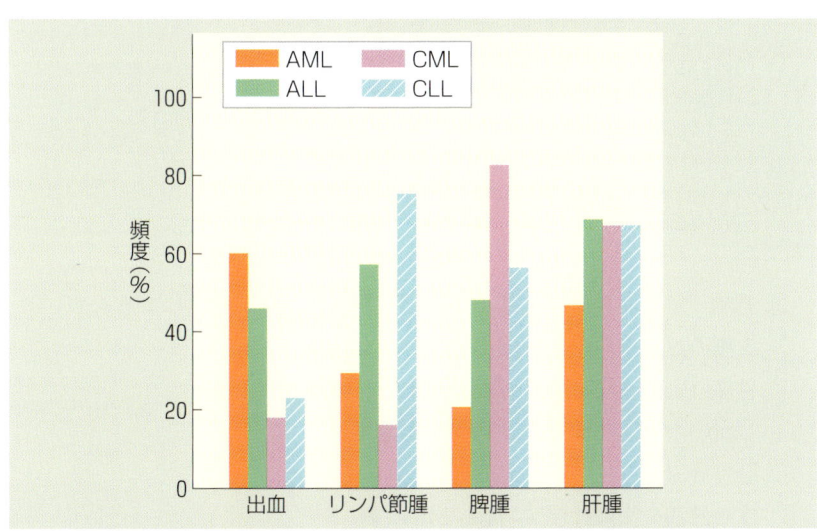

図1　白血病の初診時身体所見：病型別に見た出血症状及び臓器浸潤の頻度

表2　白血病の種類

A. 急性白血病	B. 慢性白血病	C. 特殊型
a. 骨髄性白血病 　1）急性骨髄性白血病（AML） 　2）急性前骨髄球性白血病（APL） 　3）骨髄単球性白血病（AMMoL） b. リンパ性白血病（ALL） c. 単球性白血病（AMoL）	a. 慢性骨髄性白血病（CML） b. 慢性リンパ性白血病（CLL） c. 慢性単球性白血病（CMoL） d. 慢性骨髄単球性白血病（CMMoL）	a. 赤白血病（EL） b. 成人T細胞性白血病（ATL） c. その他

表3　急性白血病のFAB分類

型	特徴的所見
Ⅰ. リンパ性	白血病細胞の特徴とそのheterogeneityにより分類 ペルオキシダーゼ（POD）陽性芽球＜3％
L1	小児ALL
L2	成人ALL
L3	Burkitt型白血病細胞
Ⅱ. 骨髄性	分化の方向と成熟度により分類
M1	成熟傾向のない骨髄芽球性 POD陽性芽球≧3％
M2	成熟傾向のある骨髄芽球性 骨髄芽球＋前骨髄球≧50％（骨髄）
M3	前骨髄球性 大部分が異型性の強い前骨髄球
M4	骨髄単球性　前単球＋単球≧20％，$5 \times 10^9/l$ 以上（末梢） 骨髄芽球＋前骨髄球≧20％（骨髄）
M5	単球性　顆粒球系＜20％（骨髄） 　a）未熟型：単芽球が主体 　b）成熟型：骨髄で前単球，末梢血で単球が主体
M6	赤白血病　赤芽球≧50％（骨髄） 骨髄芽球＋前骨髄球≧30％（骨髄）
M7	急性巨核芽球性白血病
Ⅲ. Myelodysplastic syndrome（MDS）：骨髄異形成症候群 　① primary acquired refractory anemia（PARA） 　② primary acquired sideroblastic anemia（PASA） 　③ RA with excess of blasts（RAEB） 　④ chronic myelomonocytic leukemia（CMMoL） 　⑤ RAEB in transformation	

② 発熱（感染症合併によるもの，細胞増殖による腫瘍熱によるもの）

③ 皮膚の点状出血斑，歯肉出血，鼻出血など

④ 骨痛（細胞増殖による骨髄腔拡大や骨膜浸潤による）

⑤ 貧血の所見，皮膚や口腔粘膜の出血斑

⑥ 肝脾腫（軽度），リンパ節腫大（ALLに多い）

⑦ 皮膚浸潤や歯肉腫脹（M4とM5に多い）

⑧ 胸骨叩打痛

2. 慢性骨髄性白血病の概念

慢性骨髄性白血病（CML）は，腫瘍化した造血幹細胞が，各血球系への分化・成熟能を持ったまま異常増殖し，特に顆粒球系細胞の異常な増加をきたした疾患といえます。経過は年余にわたる慢性的疾患ですが，急性転化すると短期間で致死的経過をとります。造血幹細胞に生じた第9染色体と第22染色体の長腕間の相互転座によって，融合遺伝子が形成されることが発症の原因で，これからつくられる融合たんぱく質が細胞増殖を促進させて，CML発症を引き起こすと考えられています。

■ 症状と身体所見

① 慢性期には，細胞増殖の亢進による微熱，盗汗，体重減少，脾腫による腹部膨満感，貧血による全身倦怠感などの症状があります。

② 無症状のまま検診などで白血球数（WBC）増加によって発見されることがあります。

③ 急性転化時には発熱，腹部膨満感（脾腫）の進行，四肢の神経痛様疼痛，骨痛，出血傾向，貧血の症状などが出現します。

④ 慢性期の身体所見では脾腫，軽度の肝腫大，胸骨の叩打痛・圧痛を認めます。

⑤ 急性転化時には脾腫の増大，出血斑，リンパ節腫大や腫瘤形成などを認めます。

表4 成人急性白血病の初発症状と出現頻度

種類	骨髄性白血病	前骨髄球性白血病	単球性白血病	リンパ性白血病
発熱	30%	19%	30%	29%
倦怠感	21%	14%	18%	27%
貧血症状	22%	10%	22%	17%
口腔内症状	6%	24%	13%	3%
出血斑・出血	12%	32%	10%	7%
骨痛	1%	0%	1%	1%
リンパ節腫脹	2%	0%	1%	8%
その他疼痛など	5%	1%	5%	7%

II. 感染症，白血病の検査と診断

❶ 感染症を見分ける主なスクリーニング検査

１ 尿検査 尿路感染症では白血球尿や細菌尿を呈することが多いです。

２ 末梢血液検査 好中球増加と核の左方移動から細菌感染症を，リンパ球増加からウイルス感染症を，好酸球増加から寄生虫感染症を疑います。

❸ **血液生化学検査**　感染性疾患ではCRPが上昇し，赤沈が亢進します。AST，ALT，ALP，ビリルビンなどから肝臓及び胆囊の疾患が疑えます。アルブミンの低下は，発熱，食欲不振など消耗による低栄養状態を意味し，γグロブリンの上昇は慢性炎症の存在を示唆します。

❹ **胸部X線検査**　肺感染症を疑うときに検査されます。

❺ **心電図検査**　心内膜や心臓弁などに細菌感染が起きている場合に検査されます。

❻ **細菌培養検査**　尿，便，喀痰，血液，胆汁，咽頭ぬぐい液，感染創部分泌液などの培養から原因菌を同定します。

❼ **抗体検査**　ウイルスや細菌抗原に対する血液中の抗体価を検査して，感染の既往をチェックします。

❷ 急性白血病の主な検査所見

❶ **末梢血液検査**　白血球数（WBC）は減少，正常，著増とさまざまです。塗抹標本で白血病細胞を認めることで診断がつきます。

❷ **骨髄検査**　大半を白血病細胞が占めます。芽球は総有核細胞の30％以上を占めます。

❸ 慢性骨髄性白血症の検査所見

❶ **末梢血液検査**　白血球数増加（数万〜数十万/μl）。未熟な骨髄球系細胞の出現と，好塩基球の増加，ときに好酸球の増加を認めます。赤血球数（RBC）は正常もしくは軽度減少，血小板数は通常増加しているのが普通です。好中球アルカリホスファターゼ染色性（NAPスコア）が低下します。

❷ **骨髄検査**[*2]　有核細胞数は著増し，顆粒球系細胞/赤芽球系細胞（M/E比）が著しい高値を示します。巨核球数も増加します。

❸ **急性転化時**　末梢血や骨髄中の芽球比率が急増します。同時に貧血や血小板数減少の進行などが見られ急性白血病様の所見を呈してきます。

[*2] 染色体分析では，第9染色体と第22染色体との相互転座によって生じた，長腕の短縮した第22染色体，すなわちフィラデルフィア（Ph）染色体が認められます。

Ⅲ. 感染症，白血病の治療

❶ 感染症の治療

1. 治療の基本的考え方

感染症の治療は，a．原因療法：感染症を引き起こした病原体の排除，b．対症療法：感染によって生じた随伴症状の改善，c．免疫補助療法：易感染性などの宿主の抵抗力の改善の3点に要約されます。

具体的には，aに対しては適正な抗菌薬療法を行うこと。bに対しては安

静，発熱に対する対策，栄養補給，補液，電解質バランスの補正，鎮痛薬や抗炎症薬の投与。cに対しては顆粒球刺激因子，トキソイド，高抗体価含有γグロブリンの投与などの項目が挙げられます。

2．抗菌薬療法

抗生物質と合成抗菌物質を合わせて抗菌薬と呼びます。多数の抗菌薬がありますが，感染症の病原菌に対して薬剤感受性の高い抗菌薬を選択し，経口投与や静脈内投与を行うことで感染症を治療します。

❷ 急性白血病の治療の基本方針

1 多剤併用化学療法 AMLではシタラビン，イダルビシンなど，ALLではビンクリスチン，プレドニゾロン，ダウノルビシンなどの抗がん剤を組み合わせ，白血病細胞を駆逐する治療を行って寛解導入を目指します（図2）。

2 骨髄移植療法 骨髄移植の条件に適応する場合に行われます。

❸ 慢性骨髄性白血病の治療の基本方針

インターフェロン（IFN）による治療で，Ph染色体クローンの減少・消失を図ります。またヒドロキシウレアによる治療で，増加してゆく白血球数を正常範囲までコントロールします。適応があれば骨髄移植で治癒を目指します。急性転化時には，急性白血病に準じた化学療法が行われます。

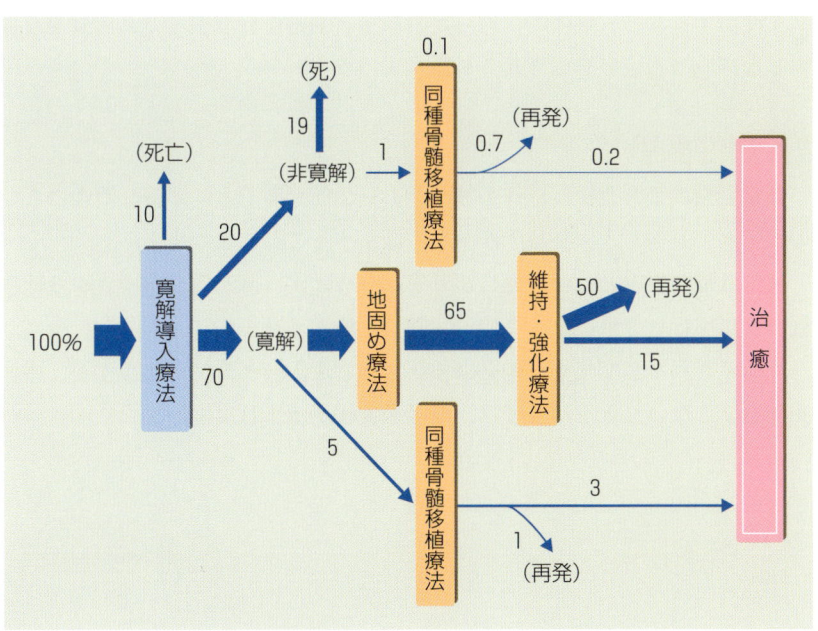

図2　成人急性白血病の治療と予後

栄養食事療法

Ⅰ. 栄養食事療法の考え方

　急性白血病，悪性リンパ腫等の血液悪性腫瘍疾患において，強力な抗腫瘍剤による化学療法や，骨髄移植後等の副作用として白血球減少，免疫不全状態が生じ感染症になりやすくなります。このため，環境の無菌化を図ることを目的として，無菌室において治療を行うとともに食事から感染を防ぐ目的で無菌食（低菌食）を提供します。

❶ 無菌食・加熱食

　最近の傾向として無菌食ではなく，低菌食・加熱食で対応されるケースが多くなっています。すべての食材を加熱して提供しますので献立，調理など全く別にするか，もしくは多くの食品を条件に合わせ調整して利用しています。特に衛生面での配慮は必要です。

　治療の副作用により食欲の低下，味覚の変化があり食事摂取状態も悪くなります。しかしながら低栄養状態では回復力が衰え，治療に対して逆効果となるので，個人対応の献立として摂取量のアップを図らなければなりません。

　普通食の献立は，生野菜・フルーツなどがあり，免疫力が確保されていない人にとっては，これらの食事から感染症を起こす可能性があります。そこで，調理の開始から終了まで衛生に配慮し，高圧蒸気滅菌の調理や電子レンジを使用するなど，最終的に何らかの殺菌・消毒を行う調理方法で食事を提供しなければ感染症を引き起こしてしまいます。

❷ 熱性疾患

　通常発熱により食欲は低下します。1～2日程度であれば特に問題はないのですが，長引くと栄養状態が著しく低下することになります。

　通常は経口摂取とし，状態により異なりますが，流動食やかゆ食から順次固形食に移行し，量とともに摂取栄養量を増加させます。

　回復が遅れて長期化する場合は強制栄養も選択肢として考えますが，腸管が使用できないときを除いては，経腸栄養法が望まれます。

Ⅱ. 栄養基準（栄養補給）

❶ 無菌食・加熱食
　偏りなく栄養をとることが基本です。エネルギーはもとより、良質のたんぱく質、鉄、ビタミン B_{12}、ビタミンC、葉酸などの栄養素を十分補給し、全身の栄養状態の回復を図ることを目的とします。
　基本的には、「日本人の食事摂取基準」に準じて計画します。

❷ 熱性疾患
　エネルギー消費量が増大しています。それに合わせて栄養量を増やすことが考えられますが、通常、エネルギーは 30 〜 35 kcal/kg/日 とします。たんぱく質は「日本人の食事摂取基準」量よりやや多めにします。
　その他、ビタミン類は十分与える必要がありますが、発熱のため経口摂取が期待できない場合は、医師と相談のうえ総合ビタミンなどの投与も考慮する必要があります。

Ⅲ. 栄養食事療法の進め方

❶ 無菌食・加熱食
　放射線・化学療法などの副作用により、極端に食欲が減退します。治療効果を上げるためには、必要な栄養を確保しなければなりません。ところが食欲の減退に加え、味覚の変化により味の濃いものを好むようになり、またにおいにも敏感になるなど食事摂取に対してマイナスに働く要素が多くなり、治療に必要な栄養が確保できません。そこで個人の味覚、嗜好に合わせ栄養が確保できるよう個別の食事を提供する必要がありますが、特別な栄養食事療法があるわけではありません。
　化学療法時は、食欲不振、嘔気が起こるので食事が進むように配慮します。嘔吐による脱水や電解質失調に配慮し、必要があれば輸液療法を行います。

❷ 熱性疾患
　発熱時にはエネルギー代謝は亢進し、肝グリコーゲンの消費、体たんぱくの分解、脂肪分解の促進が起こります。また食欲減退、栄養摂取の減少とともに、消化・吸収機能も衰え、胃腸障害を起こします。

参考に，発熱時における生理機能の変化を示します。

体温1℃の上昇で代謝は13％，脈拍も10〜15％増加，血流速度も増して，高熱時には心悸亢進を生じます。また，代謝亢進による代謝産物の細胞内蓄積と浸透圧上昇のため，細胞外液は細胞内に移行し，細胞外体液の水分の欠乏（脱水）を招き，尿量減少，口渇を生じ，各臓器の水分量が増します。

IV. 食事計画（献立）の立て方

❶ 無菌食・加熱食

献立作成は医師，看護師，家族との綿密な情報交換を行い，献立に反映させる必要があります。この献立は，栄養のバランスのとれた献立としますが，治療による食欲の減退，味覚の変化，嗜好の変化に合わせた個人ごとの献立を作成します。また，食べられるものが日により違うのでそれに対応しなければなりません（常に色々な食材を確保しておくように心がけます）。

さらに，調理開始から終了までの衛生管理を十分に行うとともに，すべて加熱調理とします（高圧蒸気滅菌または電子レンジによる最終的な殺菌処理）。

具体的には，①加熱調理にふさわしい献立を作成する。②唾液が出にくいので汁物を多くする。③個人の嗜好に合わせ調理，味付けする。④のど越しや口当たりの良い手作りのアイスクリームなどを提供する。⑤少量で栄養価の高い食材を使用する。⑥においに敏感になっているので食材の種類，鮮度に十分配慮する。⑦見た目に食欲がでるよう配慮した盛り付けにする。⑧実際に摂取可能な分量にする。⑨食欲のない人には，ババロア，プリン，ゼリー類，コンポート，みつまめ，ブラマンジェ，たまご豆腐，などの手作りで対応するなどの考慮が必要です。

また，食品の鮮度に対する配慮，食材の賞味期限のチェックは厳重にし，調理してから提供するまでの時間を極力短くするよう注意します。

❷ 熱性疾患

栄養基準により食品構成を作成します。常食からの展開食を基本としますが，ここでは軟食（全がゆ）を考え，主食を全がゆとし，全がゆに相当する内容で主菜，副菜，汁物などを構成します。

繊維が少なく，軟らかい食品など，消化のよい食物を選びます。また，脂肪の少ない食品を選択し，胃内停滞時間の短いものとします。調理形態として揚げ物，漬物は避け，さらに刺激の強いものや温度の激変を避けます。

Ⅴ. 栄養教育

❶ 無菌食・加熱食

　一般的指導については，①生ものは避ける。②カビの出やすいものは避けるか，または一煮立ちさせる。③調理方法としては，煮る，焼く，揚げる，炒める，蒸す（食品によっては缶詰や真空パックされたものであればよい）などとし，具体的には次のような指導内容とします。

○穀類　パン食は避ける。（焼きたてであればよい）
○いも類　やまのいも類の生食は避ける。
○果物　缶詰か皮付きまるごとの果物を用いる。食べる直前に皮をむく。
○魚類　さしみは避ける。加工品は加熱して用いる。缶詰はよい。
○肉類　加工品は加熱して用いる。
○卵　生卵，半熟卵は用いない。
○豆類　つくだ煮豆は煮返して用いる。
○乳類　チーズは用いない。牛乳は加熱するかパックのものを用いる。ヨーグルトもパック（1人分）のものを用いる。
○油脂類　ドレッシング，マヨネーズはパックのものとする。バター，マーガリンは加熱して用いる。
○野菜類　加熱処理して用いる。
○調味料　加熱して用いるか，パックのものを用いる。
○砂糖及び甘味類　砂糖は加熱して用い，ジャム類はパックを用いる。
○その他　漬物，梅干しなどは避ける。

❷ 熱性疾患

　消化の良いもので，糖質とたんぱく質を主とした高エネルギー食とします。たんぱく質は栄養価の高い良質のものを補給します。

　発熱に伴う発汗，呼吸促進による水分の喪失，水分の細胞内移行等に原因する血液の濃縮，脱水が見られます。またナトリウム，カリウム，クロールなどの損失も大きいので十分な水分の補給，バランスの取れた電解質の補給が必要です。各種ビタミンの消費量も高まるため，ビタミンの補給も必要です。

　病状回復による常食への展開について説明します。その他，病状の変化に伴う他食種への対応についても合わせて指導します。

食事計画 | 献立例 1 1,600 kcal（感染症）

朝食・夕食は主食をおかゆに，昼食はバランスを考えめん類で

朝

献立	1人分材料・分量（目安量）	作り方
全がゆ 主食	全がゆ 300 g	
こまつなの みそ汁 汁	こまつな 40 g 車ふ 1 g みそ 12 g だし汁 150 g	① こまつなは 3 cm 程度に切り，よく洗う。 ② ふは水に戻し絞っておく。 ③ だし汁に①を入れ火を通す。 ④ みそを入れ②を加えて，沸騰寸前に火を止める。
ぎんむつ （メロ） の西京漬 主菜	ぎんむつ（メロ）西京漬 50 g だいこん 40 g しょうゆ 2 g	① ぎんむつ（メロ）を焼く。 ② だいこんをおろす。 ③ ①を皿に盛り②を添え，しょうゆをかける。
きゅうりの 塩もみ 副菜	きゅうり 40 g 塩 0.3 g しょうが 1 g	① きゅうりはへたを取り板ずりし，薄い輪切りとする。 ② しょうがは細いせん切りとする。 ③ ①を塩で軽くもみ，②をのせる。
ヨーグルト デザート	ヨーグルト（加糖）100 g	

昼

献立	1人分材料・分量（目安量）	作り方
月見うどん 主食	うどん（ゆで）200 g ほうれんそう 40 g 卵 50 g かまぼこ 10 g 長ねぎ 10 g 根みつば 10 g 酒 7 g みりん 7 g しょうゆ 10 g だし汁 200 g	① ほうれんそうはさっとゆで水洗いし，3 cm 程度に切る。 ② みつばはさっと湯通しし，1 cm 程度に切っておく。 ③ ねぎは細い小口切りとする。 ④ かまぼこは薄切りとする。 ⑤ うどんは熱湯を通す。 ⑥ だし汁が沸騰したら，調味料を入れ味つけをする。 ⑦ ⑤を入れ煮込み，直後に卵を崩さずに割り落とす。 ⑧ ⑦を丼に入れ，①②④を盛り，最後に薬味の③を入れる。
冷やっこ 主菜	絹ごし豆腐 100 g きゅうり 20 g 　塩 0.2 g しょうが 1 g 青じそ 1 g しょうゆ 3 g	① 豆腐は熱湯に入れ，静かに 1 分程ゆで，冷水に放す。 ② きゅうりは蛇腹に切り，塩水に漬けてしんなりしたら一口大に切る。 ③ しょうがはすりおろし，青じそは細いせん切りとする。 ④ ①は水気を取り，半分に切って器に盛り②を添える。 ⑤ ③を上にのせ，しょうゆをかける。
もやしサラダ 副菜	サニーレタス 20 g トマト 30 g りょくとうもやし 30 g ドレッシング 15 g	① レタスは手でちぎり，水に放す。 ② トマトはくし型に切る。 ③ もやしはゆでる。 ④ 器に①②③を盛り合わせ，ドレッシングをかける。

感染症，白血病

	献立	1人分材料・分量（目安量）	作り方
夕	全がゆ 主食	全がゆ 300 g	
	じぶ煮 主菜	鶏肉（もも皮付き）60 g 　酒 3.5 g 　しょうが 1 g 　小麦粉 5 g だいこん 30 g にんじん 15 g 生しいたけ 10 g さやいんげん 10 g だし汁 100 g みりん 9 g しょうゆ 9 g	① 鶏肉はそぎ切りにして，酒，しょうが汁で下味をつける。 ② だいこん，にんじんはいちょう切りにする。 ③ 生しいたけは石づきを取り，そぎ切りにする。 ④ さやいんげんは筋を取り，ゆでて斜めに切る。 ⑤ だし汁で②をやわらかく煮る。 ⑥ ①に小麦粉を薄くまぶす。 ⑦ ⑤にしょうゆ，みりんで調味し，③も入れる。 ⑧ ⑥を⑦に一切れずつ加え，4〜5分煮る。最後に④を入れ，ひと煮立ちさせる。 ⑨ 器に⑧を彩りよく盛り合わせる。
	和風 いりたまご 主菜	卵 40 g 砂糖 2 g しょうゆ 2 g グリンピース（缶詰）3 g	① 卵は割りほぐし，砂糖，しょうゆを加えて混ぜる。 ② ①を鍋に入れて，弱火でかき混ぜながら火を通す。 ③ グリンピースを入れ仕上げる。こがさないよう火加減に注意する。
	ほうれんそう のお浸し 副菜	ほうれんそう 70 g しょうゆ 3 g だし汁 4 g かつお節 0.3 g	① ほうれんそうは塩を少々加えてゆで，冷水に取る。 ② 冷めたら水気を絞り，3〜4 cmに切る。 ③ しょうゆとだし汁を合わせ②を和える ④ 器に③を盛り，かつお節をのせる。
	梨 デザート	なし 100 g	

	献立	1人分材料・分量（目安量）	作り方
間食	牛乳 オレンジ	牛乳 200 g オレンジ 100 g	① オレンジは皮をむき，食べやすい大きさに切る。

1日の栄養量

	E(kcal)	P(g)	F(g)	食塩(g)
朝	494	18.6	13.1	3.0
昼	481	21.6	15.6	3.9
夕	533	22.7	13.4	2.4
間食	173	7.6	7.7	0.2
計	1,680	70.5	49.8	9.5

P：F：C　P 16.8　F 26.7　C 56.6　％

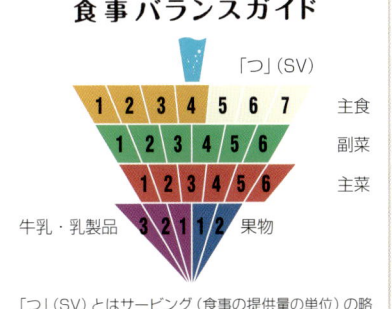

食事バランスガイド

「つ」(SV)
主食　1 2 3 4 5 6 7
副菜　1 2 3 4 5 6
主菜　1 2 3 4 5 6
牛乳・乳製品 3 2 1　1 2 果物

「つ」(SV) とはサービング（食事の提供量の単位）の略

食事計画｜献立例 1　　1,600 kcal（感染症）

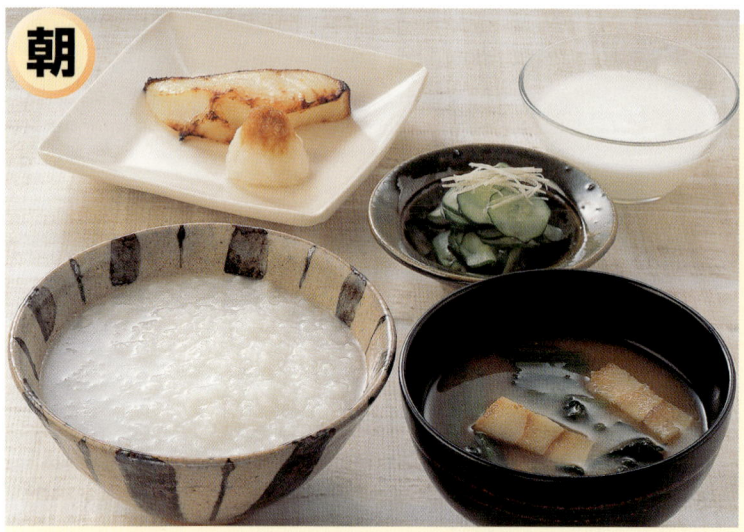

朝

●朝食らしいさっぱりした組合せで，食欲がわくように

主食	全がゆ
汁	こまつなのみそ汁 *variation* あさりの清し汁　*p.145*
主菜	ぎんむつ（メロ）の西京漬 *variation* さけの照り焼き
副菜	きゅうりの塩もみ *variation* ほうれんそうのお浸し
デザート	ヨーグルト *variation* さつまいもとりんごの重ね煮　*p.148*

	E(kcal)	P(g)	F(g)	食塩(g)
全がゆ	213	3.3	0.3	0.0
こまつなのみそ汁	36	2.9	0.8	1.6
ぎんむつ（メロ）の西京漬	173	7.8	11.7	0.9
きゅうりの塩もみ	6	0.4	0.0	0.3
ヨーグルト	67	4.3	0.2	0.2

昼

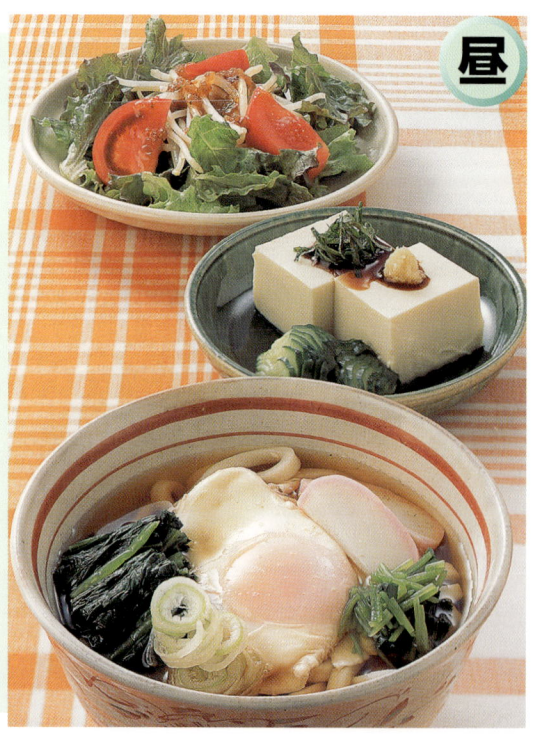

●主食の工夫で発熱があっても口当たりよく栄養の確保を

主食	月見うどん *variation* ちらしうどん　*p.144*
主菜	冷やっこ *variation* 空也蒸し　*p.147*
副菜	もやしサラダ *variation* じゃがいもときゅうりのマヨネーズサラダ

	E(kcal)	P(g)	F(g)	食塩(g)
月見うどん	343	15.1	6.2	2.7
冷やっこ	62	5.4	3.0	0.6
もやしサラダ	76	1.1	6.3	0.5

感染症，白血病

夕

● 主菜をしっかり味付けし，食欲が増すように，果物で季節感を

主食 全がゆ

主菜 じぶ煮
variation かれいの唐揚げ p.146

主菜 和風いりたまご
variation たまねぎのたまごとじ p.147

副菜 ほうれんそうのお浸し
variation こまつなの煮浸し

デザート 梨

	E(kcal)	P(g)	F(g)	食塩(g)
全がゆ	213	3.3	0.3	0.0
じぶ煮	188	11.9	8.6	1.5
和風いりたまご	72	5.2	4.1	0.5
ほうれんそうのお浸し	17	2.0	0.3	0.4
梨	43	0.3	0.1	0.0

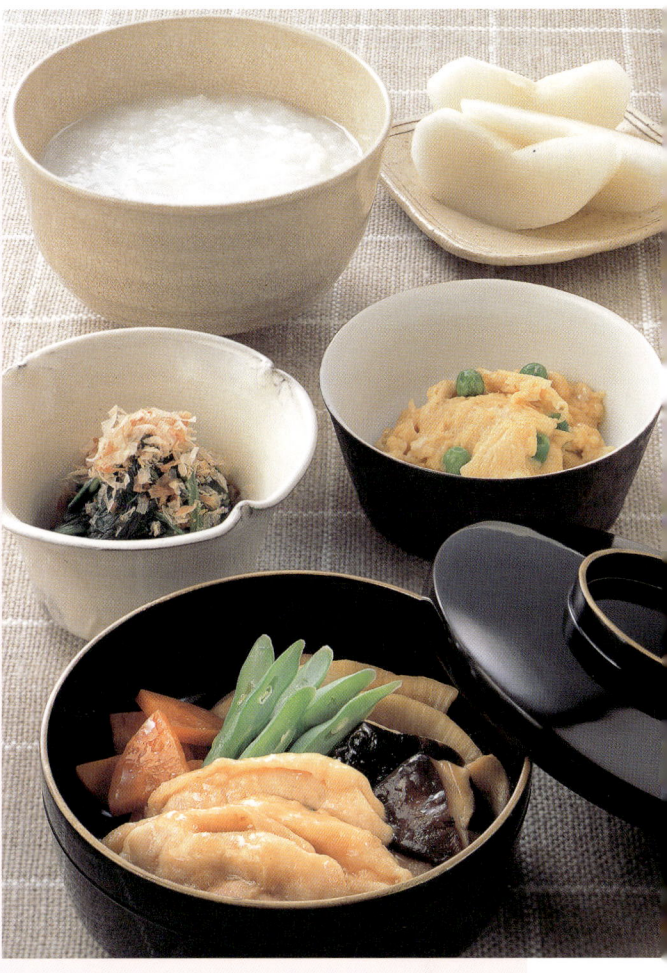

間食

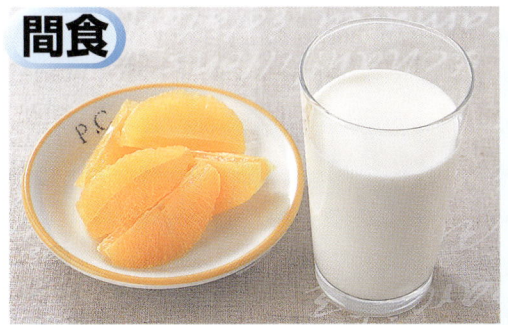

間食 牛乳
オレンジ

	E(kcal)	P(g)	F(g)	食塩(g)
牛乳	134	6.6	7.6	0.2
オレンジ	39	1.0	0.1	0.0

食事計画献立例1

食事計画 | 献立例 2 | 1,800 kcal（加熱食）

全材料を加熱処理します。果物はよく洗い，食べる直前に皮をむく

朝

献立	1人分材料・分量（目安量）	作り方
ごはん（主食）	ごはん 180 g	
だいこんとわかめのみそ汁（汁）	だいこん 40 g 生わかめ 5 g みそ 12 g だし汁 150 g	① だいこんは3〜4cm縦にせん切りとする。 ② わかめは筋を取って1〜2cm幅に切り分ける。 ③ だし汁にだいこんを入れ、やわらかくなるまで煮る。 ④ みそを溶き入れ②を加えてひと煮立ちさせ火を止める。
いりたまご（主菜）	卵 30 g 塩 0.3 g 油 2 g	① 卵は割りほぐし、塩を入れて混ぜる。 ② 鍋に油を引いて強火で熱し、①を入れて手早く混ぜてふわりといる。
きんぴらごぼう（副菜）	ごぼう 40 g にんじん 15 g 油揚げ 5 g ごま油 2 g みりん 3 g しょうゆ 5 g	① ごぼうは皮をこそぎ4〜5cm長さにせん切りし、水に浸しあくを抜く。 ② にんじんは5cm長さのせん切りにする。 ③ 油揚げはせん切りにし、熱湯を通し油抜きをする。 ④ ①の水気をよくきる。 ⑤ 鍋に油を熱し、④を炒めしんなりしたら②を加えて炒め、③を入れる。 ⑥ 調味料を加えて炒め煮にする。
いんげんのお浸し（副菜）	さやいんげん 20 g かつお節 0.5 g しょうゆ 3 g	① いんげんは両側の筋を取ってからゆでる。 ② 3cmの長さに切り揃え、しょうゆと合わせて器に盛り、かつお節をかける。

昼

献立	1人分材料・分量（目安量）	作り方
スパゲッティミートソース（主食）	スパゲッティ 80 g オリーブ油 1 g 豚肉（ひき肉） 60 g たまねぎ 20 g にんにく 3 g にんじん 15 g マッシュルーム（缶） 10 g 油 4 g 小麦粉 2 g トマトピューレ 40 g 砂糖 1 g 固形コンソメ 0.7 g 水 120 g 塩 1 g こしょう（少々）	① たまねぎ、にんにくはみじん切りにする。 ② マッシュルーム、にんじんもみじん切りにする。 ③ 鍋に油を熱し、①をよく炒め、②と豚肉を加えてさらに炒め、小麦粉を振り入れて混ぜる。 ④ ③にスープ（トマトピューレ・砂糖・固形コンソメ・水）を加えてよく混ぜ、煮立ったら火を弱め30〜40分煮込み、塩、こしょうで調味する。 ⑤ 十分な湯を用意し、沸騰したらスパゲッティをパラパラほぐし入れる。袋の表示に従ってゆで、ざるにあげて水気をきり、オリーブ油をまぶす。 ⑥ 器に⑤を盛り、④をかける。
はくさいスープ（汁）	はくさい 40 g にんじん 10 g ピーマン 5 g 水 150 g 固形コンソメ 1 g 塩 0.5 g こしょう（少々）	① はくさい、にんじん、ピーマンはせん切りにする。 ② 水で①をやわらかくなるまで煮る。 ③ 塩、固形コンソメ、こしょうで調味する。

感染症，白血病

献立	1人分材料・分量（目安量）	作り方
アスパラガス ソテー 副菜	アスパラガス 40 g ベーコン 15 g 油 2 g 塩 0.5 g こしょう（少々） しょうゆ 1 g	① アスパラガスは軸元の堅い部分を切り落とし，少量の塩を加えて沸騰させ，さっとゆで，3 cmの斜め切りとする。 ② ベーコンは1 cm幅に切る。 ③ 油を熱し②を炒め，次いで①を入れて手早く炒める。 ④ 塩，こしょうで調味，仕上がりにしょうゆを入れる。

夕

献立	1人分材料・分量（目安量）	作り方
ごはん 主食	ごはん 180 g	
けんちん汁 汁	木綿豆腐 30 g だいこん 20 g にんじん 10 g ごぼう 10 g 生しいたけ 5 g 油 2 g だし汁 180 g 塩 0.8 g しょうゆ 2 g 万能ねぎ 5 g	① 豆腐はふきんで水気をきり，さいの目に切っておく。 ② 材料はすべて短冊に切る。ごぼうは水に浸しあくを抜く。 ③ 油を熱し，②を炒める。 ④ だし汁を加え，煮立ったらあくを取り火を弱めて野菜がやわらかくなるまで煮て，①を入れる。 ⑤ 塩，しょうゆで調味し，最後に2〜3 cmに切った万能ねぎを入れ，一煮立ちさせる。
きんめだいの 煮付け 主菜	きんめだい 80 g 長ねぎ 15 g だし汁 60 g みりん 5 g しょうゆ 6 g	① ねぎは2 cmの斜め切りとする。 ② だし汁，みりん，しょうゆの調味液を煮立てきんめだいを入れる。 ③ 煮あがったところをみはからい①を入れてさっと煮る。 ④ 煮汁もいっしょに盛りつける。
ほうれんそう のごま和え 副菜	ほうれんそう 80 g ごま（いり） 3 g しょうゆ 5 g だし汁 4 g	① ほうれんそうはゆで，水に取ってあくを取り水気を絞り3 cm長さに切る。 ② すり鉢にごま，しょうゆを入れてすり混ぜる。 ③ ②にだし汁を加えて混ぜ，①を和える。
キウイ デザート	キウイ 75 g	キウイは皮をむき，半月切りにする。

間食

献立	1人分材料・分量（目安量）	作り方
ホットミルク みかん	牛乳 200 g みかん 100 g	

1日の栄養量

	E(kcal)	P(g)	F(g)	食塩(g)
朝	488	13.5	10.2	3.3
昼	630	26.9	24.1	3.4
夕	591	26.2	13.1	3.0
間食	179	7.3	7.7	0.2
計	1,888	73.9	55.0	9.9

P：F：C P 15.7 F 26.2 C 58.1 ％

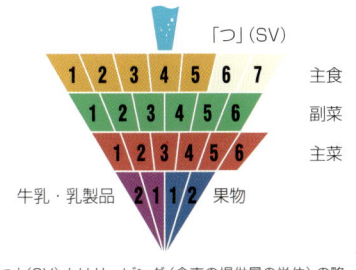

食事バランスガイド

「つ」(SV)とはサービング（食事の提供量の単位）の略

食事計画献立例2　141

食事計画 献立例 2　　1,800 kcal（加熱食）

朝

●きんぴらごぼうはごま油を用いて風味を強調

- 主食　ごはん
- 汁　だいこんとわかめのみそ汁
  - *variation*　豆腐とえのきの清し汁
- 主菜　いりたまご
  - *variation*　目玉焼き温野菜添え
- 副菜　きんぴらごぼう
  - *variation*　野菜炒め
- 副菜　いんげんのお浸し
  - *variation*　はくさいのお浸し

	E(kcal)	P(g)	F(g)	食塩(g)
ごはん	302	4.5	0.5	0.0
だいこんとわかめのみそ汁	34	2.2	0.8	1.7
いりたまご	64	3.7	5.1	0.4
きんぴらごぼう	80	2.1	3.7	0.7
いんげんのお浸し	9	1.0	0.0	0.4

昼

●主食に変化をつけることで食欲の亢進を図ります

- 主食　スパゲッティミートソース
  - *variation*　チキンライス　p.144
- 汁　はくさいスープ
  - *variation*　チンゲンサイスープ　p.145
- 副菜　アスパラガスソテー
  - *variation*　温野菜マヨネーズかけ

	E(kcal)	P(g)	F(g)	食塩(g)
スパゲッティミートソース	529	23.3	16.0	1.5
はくさいスープ	13	0.5	0.1	0.9
アスパラガスソテー	89	3.1	7.9	0.9

| 感染症，白血病 |

夕

● 魚はよく煮しめて適温で，果物は食べる寸前に皮をむきましょう

主食	ごはん
汁	けんちん汁 *variation* たまごとセロリーのスープ *p.145*
主菜	きんめだいの煮付け *variation* 揚げだし豆腐 *p.146*
副菜	ほうれんそうのごま和え *variation* いんげんのごま和え
デザート	キウイ

	E(kcal)	P(g)	F(g)	食塩(g)
ごはん	302	4.5	0.5	0.0
けんちん汁	61	3.2	3.3	1.3
きんめだいの煮付け	150	15.0	7.2	1.0
ほうれんそうのごま和え	38	2.8	1.9	0.7
キウイ	40	0.8	0.1	0.0

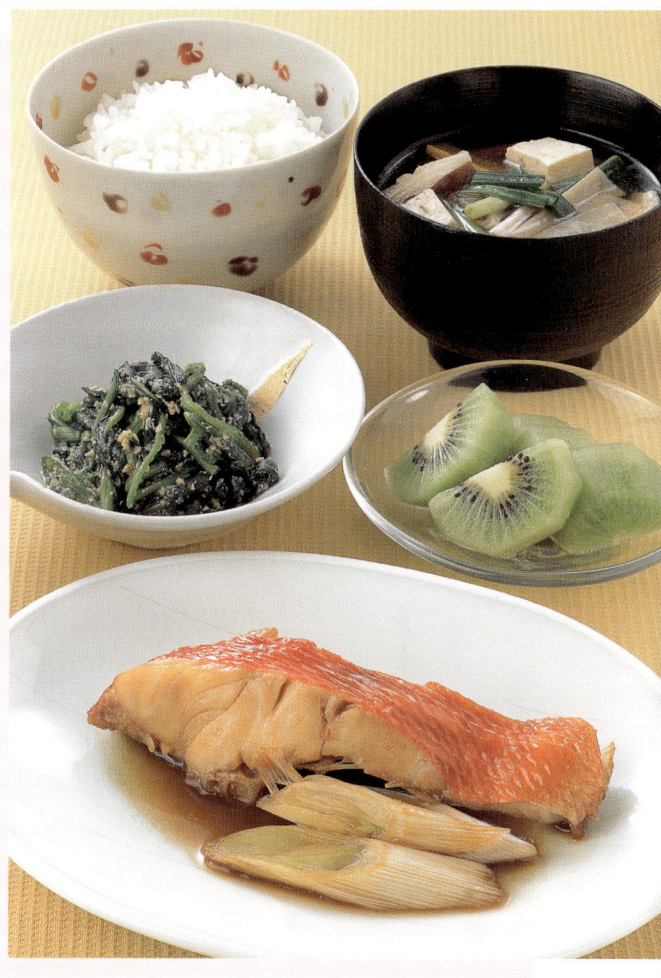

間食

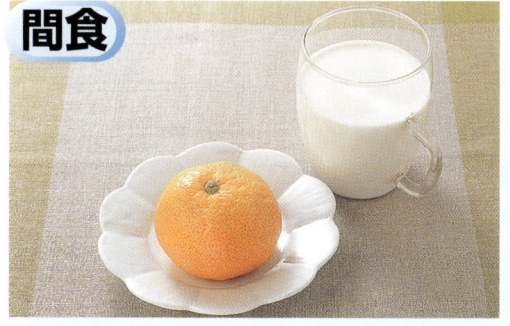

| 間食 | ホットミルク
みかん |

	E(kcal)	P(g)	F(g)	食塩(g)
ホットミルク	134	6.6	7.6	0.2
みかん	45	0.7	0.1	0.0

組合せ料理例

主食

ちらしうどん

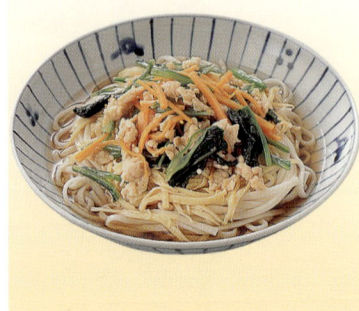

材料・分量（目安量）

うどん（ゆで）	200 g	砂糖	2 g	だし汁	120 g
鶏肉（ささ身）	40 g	うすくちしょうゆ	3 g	砂糖	3 g
にんじん	10 g	卵	25 g	しょうゆ	7 g
さやいんげん	10 g	油	2 g		
油	3 g	ほうれんそう	15 g		

作り方
① うどんはゆでて水切りをしておく。
② ささ身はひき肉にする。
③ にんじんはせん切りにする。さやいんげんは斜めに薄切りとする。
④ 卵は錦糸たまごにする。
⑤ ほうれんそうはゆでて3cm長さに切る。
⑥ だし汁に砂糖，しょうゆで味を調え，冷やしておく。
⑦ ②，③，を炒めて，砂糖，しょうゆで味つけする。
⑧ うどんを器に盛る，⑦と④と⑤を彩りよく盛り，⑥をかける。

●うどんのゆですぎに注意し，盛り付けは色あいを考えてていねいに。

E(kcal)	P(g)	F(g)	食塩(g)
415	20.2	9.1	2.9

チキンライス

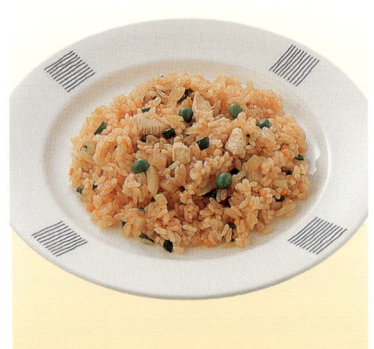

材料・分量（目安量）

ごはん	150 g	冷凍グリンピース	3 g
鶏肉（むね・皮なし）	20 g	油	5 g
たまねぎ	30 g	塩	1.2 g
にんじん	5 g	こしょう	(少々)
ピーマン	10 g	ケチャップ	12 g

作り方
① 鶏肉は1cmに切り，たまねぎ，にんじん，ピーマンはそれぞれ粗いみじん切りにする。
② グリンピースは熱湯をかけて解凍しておく。
③ 油を熱し，鶏肉とにんじんを炒め，①の残りの材料を加え，塩，こしょうとケチャップを加える。
④ ③の中へ温かいごはんを加えさっと炒め，②をパラパラと散らす。

●さっぱり仕上げたいので，ごはんはやや固めにします。

E(kcal)	P(g)	F(g)	食塩(g)
369	8.4	7.8	1.6

鶏肉とかきの五目炊き込みごはん

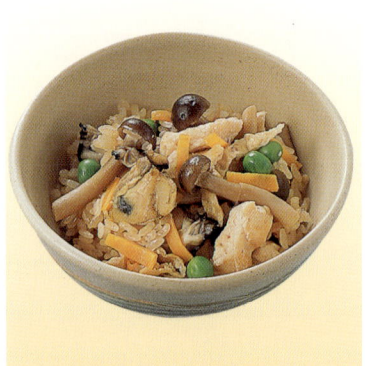

材料・分量（目安量）

米	70 g	しめじ	15 g
水	95 g	にんじん	10 g
鶏肉（もも・皮なし）	20 g	グリンピース（缶詰）	3 g
かき（むき身3ケ）	30 g	うすくちしょうゆ	7 g
油揚げ	5 g	みりん	3 g

作り方
① 米は洗って水を加え，浸水させる。
② 鶏肉は2cm角に切り，かきは塩水で振り洗いをしておく。
③ 油揚げは熱湯をかけて油抜きをし短冊に，しめじは石づきを落としほぐして洗う。
④ ①の米の中へ②③の材料，しょうゆ，みりんを加え炊く。
⑤ グリンピースに熱湯をかけておき，炊き上がりに混ぜる。

●具，調味料から水分が入るので，炒飯の水加減に注意します。

E(kcal)	P(g)	F(g)	食塩(g)
330	11.9	3.6	1.6

チンゲンサイスープ

材料・分量（目安量）

チンゲンサイ	40 g	うすくちしょうゆ	8 g
にんじん	10 g	塩	0.5 g
ごま油	1 g	こしょう	(少々)
中華だし	150 g		

作り方
① チンゲンサイは，3～4cmに切り，にんじんは拍子木切りとする。
② ごま油で①をさっと炒め，中華だしを加えて，ひと煮立ちしたら，しょうゆ，塩で調味し，こしょうを振る。

●ごま油の風味を保ち，色よく仕上げるので手早く調理します。

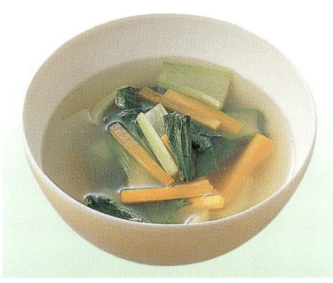

E(kcal)	P(g)	F(g)	食塩(g)
25	2.0	1.1	2.0

たまごとセロリーのスープ

材料・分量（目安量）

卵	25 g	酒	5 g
セロリー	20 g	塩	0.7 g
さやえんどう	5 g	こしょう	(少々)
だし汁	150 g	うすくちしょうゆ	3 g

作り方
① セロリーは筋を取り斜めに薄切りとし，さやえんどうは筋を取り，青ゆでにして斜め切りにする。
② 卵を割りほぐしておく。
③ 鍋にだし汁を入れ，①を入れて熱し，酒，塩，こしょうで味を調え，しょうゆを入れ，②を静かにはしに伝わらせながら流し入れる。

●卵を入れてスープが濁らないよう温度を保ち少量ずつ静かに入れます。

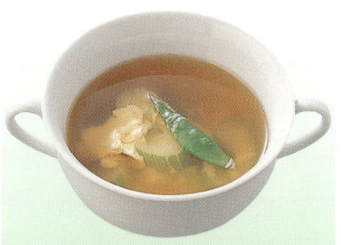

E(kcal)	P(g)	F(g)	食塩(g)
54	4.4	2.8	1.4

豆腐とえのきの清し汁

材料・分量（目安量）

木綿豆腐	30 g	だし汁	150 g
えのきたけ	20 g	うすくちしょうゆ	3 g
しゅんぎく	5 g	塩	0.5 g

作り方
① 豆腐はさいの目に切る。えのきたけ，しゅんぎくは食べやすい大きさに切る。
② だし汁が沸騰したら①を入れ，ひと煮したら，しょうゆ，塩で調味する。

●材料の風味が逃げないよう，時間をかけすぎないように。

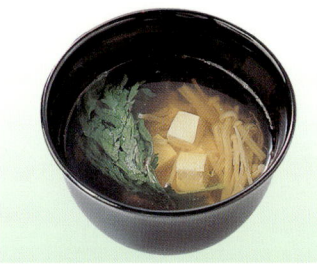

E(kcal)	P(g)	F(g)	食塩(g)
33	3.6	1.5	1.1

あさりの清し汁

材料・分量（目安量）

あさり（殻つき7～8個）		水	150 g
	40 g（正味）	うすくちしょうゆ	2 g
みつば	2 g	塩	0.7 g

作り方
① あさりはよく洗って，たっぷりの塩水の中へ一晩漬けて砂をはかせる。
② 鍋に水とあさりを入れ，強火で沸騰させ，あくを取りあさりの口が十分開いたら塩としょうゆで調味する。
③ みつばは結んで熱湯に通し，汁の上に浮かせる。

●強火で沸騰させ，あく取りをこまめにします。

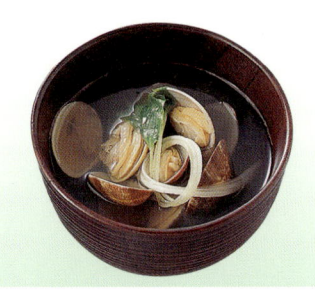

E(kcal)	P(g)	F(g)	食塩(g)
6	1.0	0.0	1.3

組合せ料理例

組合せ料理例

主菜

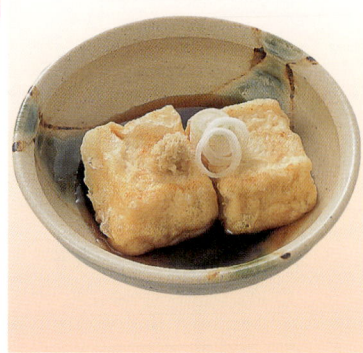

E(kcal)	P(g)	F(g)	食塩(g)
217	8.2	14.4	1.2

揚げだし豆腐

材料・分量（目安量）

木綿豆腐	100 g	みりん	3 g
小麦粉	10 g	しょうゆ	8 g
油	10 g	長ねぎ	5 g
だし汁	30 g	しょうが	3 g

作り方

① 水きりした豆腐を2つに切る。
② 小麦粉をまぶし，170～180℃の油で揚げる。
③ だし汁にみりん，しょうゆを入れ調味し一煮立ちさせる。
④ 器に盛りつけ，だし汁をかけ，長ねぎの小口切り，おろししょうがをのせる。

●カラッと揚げるため，油の温度に注意。一度に多く入れないように。

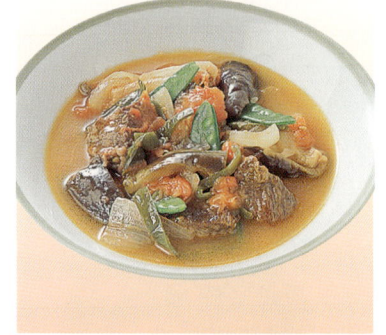

E(kcal)	P(g)	F(g)	食塩(g)
165	16.0	6.8	1.7

牛肉の洋風煮込み

材料・分量（目安量）

牛肉（もも・角切り）	60 g	油	2 g
たまねぎ	30 g	洋風だし	100 g
トマト	100 g	塩	1.2 g
なす	30 g	こしょう	(少々)
ピーマン	10 g	さやえんどう	8 g

作り方

① たまねぎは大きなくし型を半分に切る。
② なすは縦4つ割にして横半分に切る。ピーマンは種を除き，せん切りにする。
③ トマトは熱湯を通し皮をむき種を除き粗く刻む。
④ ①，②と牛肉を炒め，トマトを加えて油がまわるまで炒める。
⑤ 洋風だしを加え，煮立ったら弱火にして1～2時間ゆっくり煮込む。塩，こしょうで調味し，最後にゆでたさやえんどうを添える。

●季節の野菜とともに時間をかけてゆっくり煮込みます。

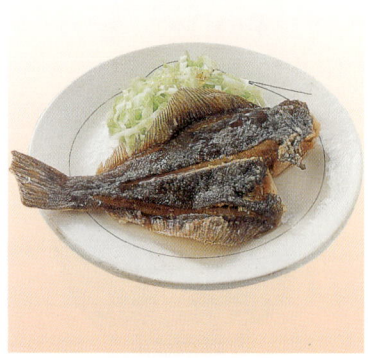

E(kcal)	P(g)	F(g)	食塩(g)
149	14.4	7.0	0.9

かれいの唐揚げ

材料・分量（目安量）

かれい	70 g	油	6 g
塩	0.3 g	キャベツ	30 g
こしょう	(少々)	酢	7 g
かたくり粉	5 g	しょうゆ	3 g

作り方

① かれい（唐揚げ用）に塩，こしょうをして，かたくり粉をまぶし揚げる。
② キャベツは，太いせん切りにし，ゆでる。
③ ①を盛り，②をつけ合せ，酢じょうゆをかける。

●かれいは（唐揚げ用に作り）170℃程度で10分程度じっくりと揚げます。

空也蒸し

材料・分量（目安量）

木綿豆腐	50 g	砂糖	1 g
卵	30 g ⎫	かたくり粉	1 g
だし汁	60 g ⎬ 卵液	水	3 g
塩	0.5 g ⎭	すりごま	0.5 g
だし汁	20 g	しょうが（おろし）	2 g
塩	0.2 g		

作り方
① 豆腐は，蒸し茶碗に合わせて適当に切って器に入れる。
② 卵液を注ぎ，弱火で20分程度蒸す。
③ だし汁に調味料と水溶きかたくり粉を混ぜ，火にかけあんをつくる。
④ 蒸し上がった料理にあんをかけ，おろししょうが，すりごまを添える。

●なめらかな舌ざわりが大切なので100℃の手前85〜90℃を保って加熱します。

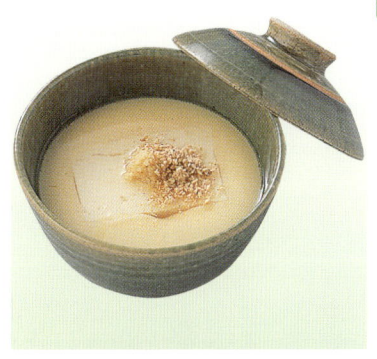

E(kcal)	P(g)	F(g)	食塩(g)
94	7.5	5.5	0.9

だいずとベーコンのトマト煮

材料・分量（目安量）

ゆでだいず	80 g	さやえんどう	3 g
ベーコン	30 g	ケチャップ	15 g
にんじん	20 g	洋風だし	150 g

作り方
① ゆでだいずとベーコン，にんじんのさいの目切りを洋風だしで煮る。
② ①がやわらかくなったらケチャップで味を調え，斜め切りにしたさやえんどうを加える。

●十分吸水しただいず（または，ゆでだいず）を使います。パン食にも添えられます。

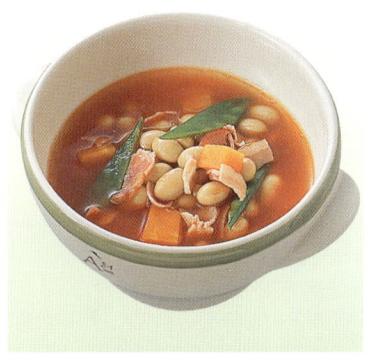

E(kcal)	P(g)	F(g)	食塩(g)
298	18.4	19.0	1.6

たまねぎのたまごとじ

材料・分量（目安量）

卵	30 g	塩	0.3 g
たまねぎ	40 g	しょうゆ	3 g
だし汁	30 g	みつば	5 g
みりん	1 g		

作り方
① たまねぎはせん切りとし，みつばは3cmの長さに切り熱湯を通す。
② 卵は溶きほぐす。
③ だし汁で，たまねぎを煮てみりん，塩，しょうゆで味つけし，②の卵を回しかける。
④ 卵が半熟状態になったら火からおろし，器に盛る。みつばを飾る。

●火加減に注意して，半熟程度に火を通します。

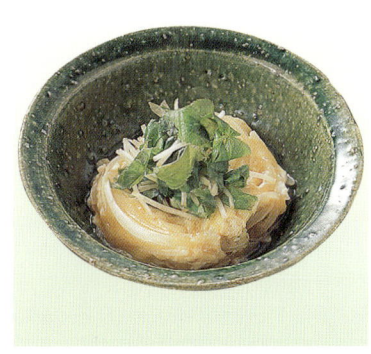

E(kcal)	P(g)	F(g)	食塩(g)
66	4.5	3.2	0.9

組合せ料理例

デザート・間食

さつまいもとりんごの重ね煮

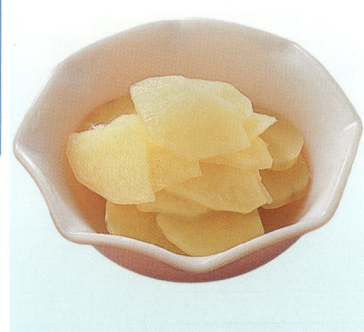

材料・分量（目安量）

さつまいも	100 g	砂糖	15 g
りんご	50 g	塩	0.5 g
		バター	5 g

作り方

① さつまいもは皮をむき，水にさらしてうすい輪切りとする。りんごは皮をむいていちょう切りにする。
② 鍋にさつまいも，りんごを重ね入れ，かぶるくらいの水を注いで煮る。
③ ②がやわらかくなったところで，砂糖，塩を加えて煮含める。
④ おろし際にバターを加え，香りをつける。

● 色よく仕上げるため，紙ぶたをして煮ます。

E(kcal)	P(g)	F(g)	食塩(g)
254	1.3	4.3	0.6

スイートポテト

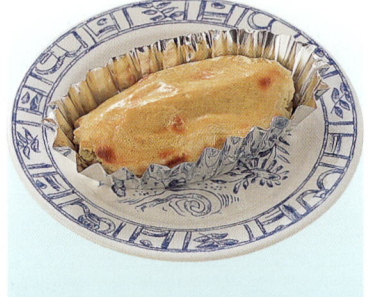

材料・分量（目安量）

さつまいも	50 g	牛乳	5 g
マーガリン	3 g	砂糖	3 g
		卵黄（卵1/5）	3 g

作り方

① さつまいもは蒸気が上がったら蒸し器に入れて強火で蒸す。皮をむいて裏ごしする。
② ①をボウルに入れ，マーガリンと牛乳，砂糖を加えて混ぜ合わせる。
③ 型に入れて形を調える。
④ 表面に卵黄を塗り，オーブンに入れて焦げ目がつくまで焼く。

● 熱いうちに裏ごしし，オーブンでは焦げ目をつけます。

E(kcal)	P(g)	F(g)	食塩(g)
115	1.3	3.7	0.0

安倍川もち

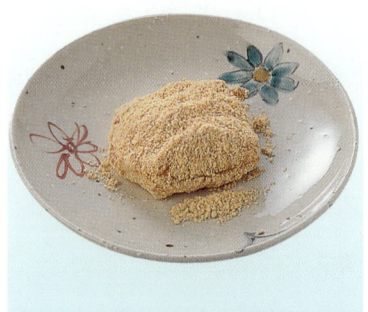

材料・分量（目安量）

もち	30 g	砂糖	3 g
きな粉	3 g	塩	0.1 g

作り方

① 米もちは両面を焼き網で焼いて熱湯に通す。
② きな粉，砂糖，塩を混ぜ合わせる。
③ ①に②をまぶしつける。

● 遠火で焦さずじっくり焼き，滑らかに仕上げます。

E(kcal)	P(g)	F(g)	食塩(g)
95	2.3	0.9	0.1

感染症，白血病

料理さくいん

(デ間⇒デザート・間食，飲み物・その他を示す)

ごはん・パン・めん類（穀類）

■ごはん類
- あさりの炊き込みごはん 主食 …20
- あさりピラフ 主食 …32
- あさり飯 主食 …58
- いわし蒲焼き丼 主食 …46
- かきごはん 主食 …32
- きのことえだまめのごはん 主食 …118
- きのこリゾット 主食 …58
- ごはんのお好み焼き 主食 …118
- 根菜カレー 主食 …89
- 五穀入りごはん 主食 …76
- しめじのトマトリゾット 主食 …114
- じゃこと青菜の混ぜごはん 主食 …55
- そぼろ丼 主食 …32
- 大豆の炊き込みごはん 主食 …88
- 大豆もやしごはん 主食 …77
- チキンライス 主食 …144
- 鶏肉とかきの五目炊き込みごはん 主食 …144
- 納豆チャーハン 主食 …58
- ひじき混ぜごはん 主食 …106
- 冷や汁 主食 …88

■パン類
- サンドイッチ 主食 …106
- チーズトースト 主食 …46
- ロールパンサンド 主食 …84

■めん類
- かきたまうどん 主食 …84
- かき揚ずうどん 主食 …50
- きのこスパゲッティ 主食 …110
- きのこと鶏肉のスパゲッティ 主食 …76
- スパゲッティミートソース 主食 …140
- ちらしうどん 主食 …144
- 月見うどん 主食 …136
- にゅうめん 主食 …88
- やきそば 主食 …118
- そば汁 汁 …115

■その他
- 安倍川もち デ間 …148

いも類

■さつまいも
- さつまいもとりんごの重ね煮 デ間 …148
- さつまいものココナッツしるこ デ間 …94
- さつまいものメープルかけ デ間 …55
- さつまいもの茶巾 デ間 …123
- スイートポテト デ間 …148
- 大学いも デ間 …36
- ふかしいも デ間 …111

■さといも
- さといものみそ汁 汁 …50
- さといものレンジ蒸しあんかけ 副菜 …85

■じゃがいも
- じゃがいものみそ汁 汁 …47
- ジャーマンポテト風炒め物 主菜 …28
- ポテトサラダ 主菜 …114
- ポテトとチーズのオムレツ 主菜 …61
- じゃがいもきんぴら 副菜 …21
- じゃがいものグラタン 副菜 …62

■やまのいも
- 白身魚のじょうよ蒸し 主菜 …91
- とろろいものモロヘイヤ風味 副菜 …122
- ながいもの照り焼き 副菜 …76

豆・大豆製品

■だいず
- 大豆の炊き込みごはん 主食 …88
- 納豆チャーハン 主食 …58
- かぶの豆乳スープ 汁 …89
- けんちん汁 汁 …141
- 中華風スープ 汁 …111
- 豆腐となめこのみぞれ汁 汁 …81
- 豆腐とえのきの清し汁 汁 …145
- 豆腐の清し汁 汁 …114
- にらと厚揚げのみそ汁 汁 …54
- ひじきと油揚げのみそ汁 汁 …36
- 揚げだし豆腐 主菜 …146
- 厚揚げとこまつなの煮物 主菜 …91
- いり豆腐 主菜 …25
- しらす納豆 主菜 …54
- スペイン風納豆オムレツ 主菜 …121
- 大豆カレー 主菜 …61
- 納豆のかき揚げ 主菜 …115
- 生揚げの肉詰め煮 主菜 …34
- 冷やっこ 主菜 …106, 136
- モロヘイヤの納豆和え 主菜 …76
- レバーにら豆腐 主菜 …121
- 油揚げとこまつなの煮浸し 副菜 …54
- 空也蒸し 副菜 …147
- だいずとベーコンのトマト煮 副菜 …147
- 小倉セーキ デ間 …124

■その他
- パパイヤと煮豆のヨーグルト 副菜 …80
- ビーンズサラダ 副菜 …122
- 豆とトマトのサラダ 副菜 …76
- ぜんざい デ間 …36

野菜類

■アスパラガス・いんげん
- アスパラガスソテー 副菜 …141
- グリーンアスパラと牛肉の炒め物 副菜 …35
- いんげんとだいこんのごま和え 副菜 …28
- いんげんのお浸し 副菜 …140
- いんげんの中華風煮物 副菜 …93

■えだまめ・オクラ
- きのことえだまめのごはん 主食 …118
- れんこんのずんだ和え 副菜 …91
- ずんだ白玉 デ間 …63
- オクラともやしのいりたまご 主菜 …80

■かぶ・かぼちゃ・カリフラワー
- かぶの豆乳スープ 汁 …89
- たいとかぶの煮物 主菜 …90
- かぶの即席漬 副菜 …46
- かぼちゃのえびあんかけ 副菜 …28
- かぼちゃの炊き合わせ 副菜 …107
- かぼちゃのプディング デ間 …124
- 豚肉とカリフラワーのごま煮 主菜 …81
- カリフラワーの三杯酢漬 副菜 …114

■キャベツ・きゅうり・ごぼう
- キャベツとたまねぎのトマトスープ 汁 …84
- キャベツサラダ 副菜 …46
- キャベツのお浸し 副菜 …84

きゅうりの塩もみ 副菜 ……… 136
きんぴらごぼう 副菜 ………… 140

■こまつな
こまつなのみそ汁 汁 ……… 136
厚揚げとこまつなの煮物 主菜 … 91
肉だんご揚げこまつなのコーン和え
　主菜 …………………………… 33
油揚げとこまつなの煮浸し 副菜 … 54
切干しだいこん，あさり，こまつな
　のごまからし和え 副菜 ……… 77
こまつなの磯辺和え 副菜 ……… 46
こまつなのじゃこ和え 副菜 …… 20

■だいこん
かきのみぞれ汁 汁 ……………… 59
だいこんとわかめのみそ汁 汁 … 140
だいこんのみそ汁 汁 …………… 76
いんげんとだいこんのごま和え
　副菜 …………………………… 28
切干しだいこんの中華風スープ 汁
　………………………………… 119
切干しだいこん 副菜 …………… 24
切干しだいこん，あさり，こまつな
　のごまからし和え 副菜 ……… 77
切干しだいこんとあさり煮 副菜 … 62
切干しだいこんの酢の物 副菜 … 111

■たまねぎ・トマト
キャベツとたまねぎのトマトスープ
　汁 ……………………………… 84
たまねぎのたまごとじ 副菜 …… 147
しめじのトマトリゾット 主食 … 114
トマトスープ 汁 ……………… 106
トマト入りいりたまご 主菜 …… 24
トマトサラダ 副菜 ……………… 50
豆とトマトのサラダ 副菜 ……… 76

■なす・にら・にんじん
なすのみそ汁 汁 ………………… 80
なすの煮浸し 副菜 ……………… 51
なすの焼き浸し 副菜 …………… 29
焼きなすとパプリカのポン酢かけ
　副菜 …………………………… 81
にらと厚揚げのみそ汁 汁 ……… 54
レバーにら豆腐 主菜 ………… 121
にら焼き デ間 ………………… 63
にんじんスープ 汁 ……………… 89
にんじんと糸寒天のサラダヨーグル
　トドレッシング 副菜 ………… 80
にんじんジュース デ間 ……… 115
にんじんホットケーキ デ間 … 123

■はくさい・ピーマン
はくさいスープ 汁 …………… 140
はくさいの中華和え 副菜 ……… 55
豚レバーとピーマンの揚げ炒め
　主菜 …………………………… 33

■ほうれんそう
はんぺんとほうれんそうの清し汁
　汁 ……………………………… 85
かきとほうれんそうのグラタン
　主菜 …………………………… 33
シーフードとほうれんそうのパプリ
　カ風味マヨネーズ焼き 主菜 … 60
ほうれんそうのたまごとじ 主菜 … 20
ほうれんそうのお浸し 副菜 … 137
ほうれんそうのごま和え 副菜 … 141

■もやし・モロヘイヤ
大豆もやしごはん 主食 ………… 77
オクラともやしのいりたまご
　主菜 …………………………… 80
もやしサラダ 副菜 …………… 136
モロヘイヤの納豆和え 主菜 …… 76
とろろいものモロヘイヤ風味 副菜
　………………………………… 122

■野菜全般・その他
根菜カレー 主食 ………………… 89
じゃこと青菜の混ぜごはん 主食 … 55
クラムチャウダー 汁 …………… 59
けんちん汁 汁 ………………… 141
さつま汁 汁 …………………… 90
ずいきのかす汁 汁 ……………… 59
たまごとセロリーのスープ 汁 … 145
たまごと野菜のみそ汁 汁 …… 110
チンゲンサイスープ 汁 ……… 145
野菜スープ 汁 ………………… 21
野菜とマカロニのスープ 汁 … 119
牛肉の三色巻き 主菜 …………… 51
クリームシチュー 主菜 ………… 54
じぶ煮 主菜 …………………… 137
青菜のピーナッツ和え 副菜 … 110
一夜漬 副菜 …………………… 106
くうしんさいのオイスターソース炒
　め 副菜 ……………………… 62
ししとうとじゃこの佃煮 副菜 … 123
せん切り野菜の梅肉和え 副菜 … 110
ぜんまいのいり煮 副菜 ………… 92
チヂミ 副菜 …………………… 93
冷やしとうがんのうすくず煮
　副菜 …………………………… 92
ふきとたけのこの含め煮 副菜 … 47
ふきの土佐煮 副菜 ……………… 93

ブロッコリーとえびのくず煮
　副菜 …………………………… 35
ポテトサラダ 副菜 …………… 114
れんこんのずんだ和え 副菜 …… 91
野菜ジュース デ間 …………… 124

■果実類
パパイヤと煮豆のヨーグルト
　副菜 …………………………… 80
りんごのサラダ 副菜 …………… 54
いちごミルク デ間 …………… 124
寒天とフルーツの黒みつかけ
　デ間 …………………………… 77
さつまいもとりんごの重ね煮
　デ間 ………………………… 148
バナナヨーグルト デ間 ……… 51
ベイクドバナナ デ間 ………… 94
ベリー類のスムージー デ間 … 94
ヨーグルトサラダ デ間 ……… 63
りんごとあんずのコンポート デ間
　………………………………… 84

■きのこ・海藻類

■きのこ類
きのこスパゲッティ 主食 …… 110
きのことえだまめのごはん 主食
　………………………………… 118
きのこと鶏肉のスパゲッティ 主食
　………………………………… 76
きのこリゾット 主食 …………… 58
しめじのトマトリゾット 主食 … 114
しめじとねぎのみそ汁 汁 ……… 24
豆腐とえのきの清し汁 汁 …… 145
豆腐となめこのみぞれ汁 汁 …… 81
なめこのみそ汁 汁 ……………… 20
しいたけのチーズ焼き 主菜 … 120
切りこんぶとエリンギの炒め物
　副菜 …………………………… 92

■海藻類
ひじき混ぜごはん 主食 ……… 106
ひじきと油揚げのみそ汁 汁 …… 36
もずくスープ 汁 ……………… 119
わかめの韓国風スープ 汁 ……… 77
切りこんぶとエリンギの炒め物
　副菜 …………………………… 92
ひじきとあさりの和え物 副菜 … 122
ひじきの彩りサラダ 副菜 ……… 35
ひじきの五目煮 副菜 …………… 50

魚介類

■あさり
あさりの炊き込みごはん 主食 …20
あさり飯 主食 ……………58
あさりピラフ 主食 …………32
あさりとねぎのみそ汁 汁 ……107
あさりの清し汁 汁 …………145
クラムチャウダー 汁 ………59
はるさめとあさりのスープ 汁 …36
あさりのからし和え 副菜 ……25
切干しだいこん，あさり，こまつな
　のごまからし和え 副菜 ……77
切干しだいこんとあさり煮 副菜 …62
ひじきとあさりの和え物 副菜…122

■いわし・えび
いわし蒲焼き丼 主食 …………46
いわしのつみれ汁 汁 ………119
かぼちゃのえびあんかけ 副菜 …28
ブロッコリーとえびのくず煮
　副菜 ………………………35

■かき・かれい
かきごはん 主食 ……………32
鶏肉とかきの五目炊き込みごはん
　主菜…………………………144
かきのみぞれ汁 汁 …………59
かきとほうれんそうのグラタン
　主菜 ………………………33
かれいの唐揚げ 主菜…………146

■さけ・さば
さけのアーモンドソースかけ
　主菜 ………………………120
焼き塩ざけ 主菜 ……………110
さばの幽庵焼き 主菜 ………55
しめさばとねぎの酢みそかけ
　副菜 ………………………115

■さわら・さんま
さわらのホイル焼き 主菜 ……28
さわらのみそ焼き 主菜 ……85
さんまの塩焼き 主菜 ………50
さんまの梅煮 主菜 …………60

■たい・まぐろ
たいとかぶの煮物 主菜 ……90
まぐろの照り焼き 主菜 ……20
まぐろのやまかけ 主菜 ……25
まぐろのユッケ風 主菜 ……47

■魚介類全般・その他
じゃこと青菜の混ぜごはん 主食 …55
冷や汁 主食 ………………88
しじみのみそ汁 汁 …………29
しらすとこんぶの吸い物 汁 …46
いさきのアクアパッツァ風 主菜 …80
う巻きたまご 主菜 …………107
かじきのアーモンド入りパン粉焼き
　主菜 ………………………77
ぎんむつ（メロ）の西京漬 主菜
　……………………………136
きんめだいの煮付け 主菜 …141
シーフードとほうれんそうのパプリ
　カ風味マヨネーズ焼き 主菜 …60
しらす納豆 主菜 ……………54
白身魚のじょうよ蒸し 主菜 …91
なまり節の煮物 主菜 ………120
わかさぎの南蛮漬 主菜 ……61
ししとうとじゃこの佃煮 副菜 …123
煮干しの南蛮漬 副菜 ………121
カルシウムふりかけ デ間 ……64

肉類

■牛肉
牛肉の三色巻き 主菜 ………51
牛肉の洋風煮込み 主菜 ……146
牛レバーの七味焼き 主菜 …111
ハンバーグステーキ 主菜 ……21
グリーンアスパラと牛肉の炒め物
　副菜 ………………………35

■鶏肉
きのこと鶏肉のスパゲッティ 主食
　……………………………76
そぼろ丼 主食 ………………32
チキンライス 主食 …………144
鶏肉とかきの五目炊き込みごはん
　主食 ………………………144
さつま汁 汁 …………………90
クリームシチュー 主菜 ……54
じぶ煮 主菜 …………………137
鶏肉のアーモンド揚げ 主菜 …90
鶏レバーの唐揚げ 主菜 ……34
鶏レバーのみそ煮 主菜 ……34
生揚げの肉詰め煮 主菜 ……34
はるさめと鶏肉の煮物 主菜 …29

■豚肉
串かつ盛り合わせ 主菜 ……24
肉だんご揚げこまつなのコーン和え
　主菜 ………………………33
豚肉の角煮 主菜 ……………114
豚肉とカリフラワーのごま煮 主菜
　……………………………81
豚肉のチーズフライ 主菜 ……60
豚レバーとピーマンの揚げ炒め
　主菜 ………………………33
豚レバーの香味煮 主菜 ……29
レバーにら豆腐 主菜…………121

卵類

かきたまうどん 主食 ………84
月見うどん 主食 ……………136
かき卵汁 汁 …………………51
たまごとセロリーのスープ 汁 …145
たまごと野菜のみそ汁 汁 …110
いりたまご 主菜 ……………140
う巻きたまご 主菜 …………107
オクラともやしのいりたまご
　主菜 ………………………80
スペイン風納豆オムレツ 主菜…121
トマト入りいりたまご 主菜 …24
ほうれんそうのたまごとじ 主菜 20
ポテトとチーズのオムレツ 主菜 61
和風いりたまご 主菜 ………137
空也蒸し 副菜 ………………147
たまねぎのたまごとじ 副菜…147

牛乳・乳製品

チーズトースト 主食 ………46
簡単コーンスープ 汁 ………59
クラムチャウダー 汁 ………59
コーンポタージュ 汁 ………24
クリームシチュー 主菜 ……54
パパイヤと煮豆のヨーグルト 副菜
　……………………………80
アイスココア デ間 ………64,107
杏仁豆腐 デ間 ………………63
いちごミルク デ間 …………124
牛乳かん デ間 ………………110
バナナミルク デ間 ………64,76
バナナヨーグルト デ間 ……51
ヨーグルトサラダ デ間 ……63
ラッシー デ間 ………………64

菓子類・その他

甘納豆入り梅酒羹 デ間 ……94
きびだんご デ間 ……………123

料理さくいん 151

著者 (執筆順)		料理制作	
工藤　秀機	文京学院大学教授	柳沢　幸江	和洋女子大学教授
松崎　政三	関東学院大学教授	満留　邦子	クッキングアドバイザー（管理栄養士）
柳沢　幸江	和洋女子大学教授		
松田　康子	女子栄養大学准教授	岡田　千穂	和洋女子大学助手
名和田清子	島根県立大学短期大学部准教授	熊谷まゆみ	和洋女子大学助手
石井　國男	ちば県民保健予防財団健康づくり支援部保健指導課参与		

編者は巻頭に掲載してあります。

料理撮影
川上　隆二

スタイリスト
丸山かつよ
中島寿奈美（アシスタント）

デザイン・レイアウト・DTP制作
さくら工芸社

栄養食事療法シリーズ5
ビタミン・ミネラル・水コントロールの栄養食事療法

2009年（平成21年）3月10日　初版発行

編　者　渡邉　早苗
　　　　寺本　房子　ほか

発行者　筑紫　恒男

発行所　株式会社 建帛社 KENPAKUSHA

〒112-0011　東京都文京区千石4丁目2番15号
TEL (03) 3944-2611
FAX (03) 3946-4377
http://www.kenpakusha.co.jp/

ISBN 978-4-7679-6134-7 C3047　　亜細亜印刷／常川製本
©渡邉，寺本ほか，2009．　　　　　Printed in Japan

本書の複製権・翻訳権・上映権・公衆送信権等は株式会社建帛社が保有します。
JCLS 〈(株)日本著作出版権管理システム委託出版物〉
本書の無断複写は著作権法上での例外を除き禁じられています。複写される場合は，(株)日本著作出版権管理システム (03-3817-5670) の許諾を得てください。